AF369451

LA SUISSE

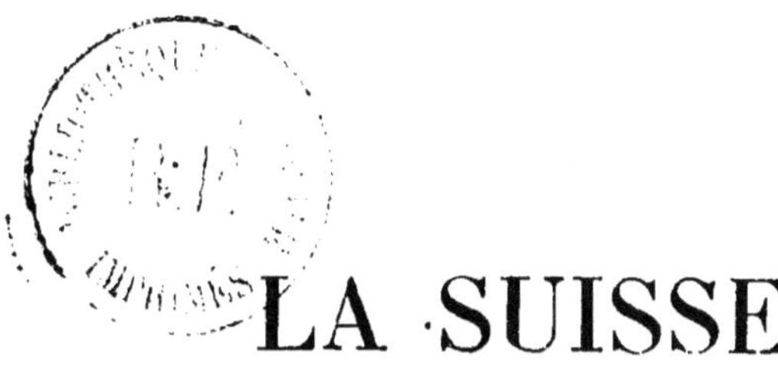

ÉTUDES MÉDICALES ET SOCIALES

Bruxelles. — Imprimerie A. MERTENS, rue de l'Escalier, 22.

LA SUISSE

ÉTUDES MÉDICALES ET SOCIALES

PAR LE

Docteur LOUIS LAUSSEDAT

Ancien Représentant du peuple et Secrétaire de l'Assemblée nationale constituante,
Ancien chirurgien en chef de l'Hôpital général de Moulins,
Membre honoraire de l'Académie royale de médecine de Belgique,
Correspondant de la Société de médecine légale de Paris,
de la Société d'hydrologie médicale de Paris,
de la Société des sciences médicales du Grand-Duché de Luxembourg,
de la Société médico-pratique de Liège,
de la Société des sciences médicales de Gannat, etc., etc.

Rédacteur en chef de l'*Art médical*, de Bruxelles.

DEUXIÈME ÉDITION

REVUE ET AUGMENTÉE D'UN TRAVAIL NOUVEAU :

LES STATIONS SANITAIRES

DE LA SUISSE

PARIS

GERMER-BAILLIÈRE, ÉDITEUR-LIBRAIRE

17, RUE DE L'ÉCOLE DE MÉDECINE.

SUISSE	BELGIQUE
BENNO SCHWABE	BRUXELLES. OFFICE DE PUBLICITÉ
Éditeur à Bâle.	46. rue de la Madeleine.

1875.

PRÉFACE.

———

Les études que je livre au public m'ont été
inspirées par le désir de fixer son attention sur
une série de questions d'une solution aussi importante que difficile; questions qui s'imposent,
au premier chef, à toute société pénétrée du
sentiment de conservation pour elle-même et de
ses devoirs envers ceux de ses membres atteints
ou menacés d'infirmités physiques, intellectuelles ou morales.

J'ai choisi la Suisse, dont j'ai vu fonctionner
les institutions, pour premier sujet de ces études;
mais j'ai l'intention d'exposer successivement ce
que j'ai observé dans d'autres contrées de l'Eu-

rope, qui ont réalisé déjà d'importantes réformes sociales et qui s'efforcent de les perfectionner chaque jour.

La Suisse offre les éléments d'études les plus variés : les institutions qui régissent ce pays ont laissé subsister certaines traditions remontant jusqu'à des époques reculées, elles ont permis en même temps l'introduction et le perfectionnement des doctrines, des systèmes qui se sont produits dans les autres pays de l'ancien et du nouveau-monde. Les 25 états, cantons ou demi-cantons, qui constituent la Confédération suisse, ont chacun une autonomie sous l'influence de laquelle les législations, les coutumes, les mœurs se sont établies et développées en pleine liberté ; sans doute ce fractionnement a ses inconvénients, à certains points de vue politiques, mais là n'est point la question ; il s'opère d'ailleurs, en ce moment même, une évolution qui fera disparaître les anomalies regrettables, sans compromettre les principes communs à tout le pays.

Toujours est-il que cette contrée, d'une étendue restreinte, présente le tableau des institutions les plus essentielles qui fonctionnent ou ont fonctionné chez les différents peuples.

La Suisse est donc un terrain essentiellement favorable pour des études médico-sociales.

Une considération augmente l'intérêt des observations à faire dans ce pays : c'est la sincérité, la bonne foi, apportées par les hommes chargés d'une fonction, d'une mission quelconque, le naturel, la simplicité même avec lesquels tout est soumis à l'examen de tous. Nulle part on ne trouve cet apparat, ce luxe d'exhibition, cet orgueil qui, dans d'autres contrées, choquent et embarrassent celui qui veut étudier simplement, sérieusement.

Il y a là, on le reconnaît bien vite, un témoignage de mœurs publiques et privées formées de longue date sous l'influence de la liberté, dans un milieu où la nature se montre sous des aspects grandioses, mais aussi avec des âpretés qui font sentir à tous le prix et la nécessité du travail ; là aussi la solidarité est mieux comprise, elle s'impose même ; l'esprit d'association fait entreprendre et conduire à bonne fin des œuvres dont l'enfantement, toujours laborieux, n'aboutit, trop souvent, dans de plus grands pays, qu'à des résultats insuffisants.

La Suisse, en un mot, est une nation pratique par excellence ; les hautes conceptions de l'esprit ne lui font pas défaut, elle a fourni des illustrations de tous les ordres ; mais elle possède en outre cette inappréciable qualité, sans laquelle rien d'utile ni de durable ne peut être exécuté : le bon sens.

Je ne serai pas suspecté de vouloir médire des grandes nations, j'ai un attachement trop pieux pour la France, ma chère patrie, aujourd'hui encore, soumise aux plus cruelles épreuves, et restant pleine de vitalité, fidèle aux grands principes que la première elle a proclamés ; mais je tiens à constater que, pendant les luttes soit intestines, soit extérieures, dans lesquelles ce qu'on appelle les grands états de l'Europe ont été maintenus, depuis un certain nombre d'années, les petits états comme la Suisse, la Belgique, la Hollande, exempts de ces troubles, ont employé une bonne partie de leur activité à perfectionner des éléments importants de leur organisme social ; j'ai assisté de près à cette marche dans le progrès, je l'ai observée et étudiée avec soin, et c'est le résumé d'une partie de ces études que je livre au public.

Dr LOUIS LAUSSEDAT.

Bruxelles, novembre 1874

INTRODUCTION.

Nulle contrée n'a été préconisée autant et aussi justement que la Suisse ; il serait difficile, en effet, de trouver, sur un territoire de même étendue, la réunion de tant de merveilles de la nature et, empressons-nous d'ajouter, d'œuvres accusant mieux la puissance de l'intelligence humaine, d'institutions révélant plus manifestement les progrès d'une nation aux frontières restreintes, mais grande par les principes qui la dirigent. On comprend que, loin de se lasser, l'ardeur à visiter ce magnifique pays aille toujours croissant ; plus on l'a vu, mieux on l'a observé, plus on est entraîné à le revoir, à l'admirer encore !

Certains admirateurs, reconnaissons-le, obéissent

plus particulièrement peut-être. en allant en Suisse, à un besoin de pouvoir dire qu'ils ont parcouru un pays dont on parle partout ; nous avons rencontré, dans nos excursions, plusieurs de ces visiteurs qui semblent munis d'une admiration toute faite, et qui, s'ils n'avaient en mains le *guide* indispensable, ne sauraient ni voir, ni comprendre.

Rien de plus comique que d'observer ces sortes de touristes traversant un lac, gravissant une montagne, passant devant les sites les plus ravissants, et, les yeux incessamment fixés sur leur *guide*, ne paraissant avoir d'autre souci que celui d'apprendre par cœur les descriptions de lieux qu'ils devraient être impatients de contempler.

Nous ne voulons pas médire des *guides*, leur utilité est incontestable, ils rendent des services réels ; mais nous pensons qu'on devrait les consulter, surtout avant de se mettre en voyage, afin de se tracer un itinéraire bien conçu, ou bien le matin de chaque départ du lieu visité vers ceux qu'on se propose de parcourir dans la journée, et sur lesquels on aurait ainsi les indications essentielles.

Employés ainsi, les *guides* peuvent suffire, à la rigueur, au touriste intelligent, à l'homme du monde, se promenant à travers la Suisse pour la considérer dans son ensemble majestueux, dans ses détails pleins de variétés et de charmes.

Mais il est des visiteurs qui, admirateurs, eux aussi, des beautés de la nature, ne se bornent pas à observer un pays à la surface, et portent en eux d'autres pensées encore que celle de contempler des merveilles ; ceux-ci entreverront bientôt le vaste champ d'études que présentent ces contrées remarquables par leur aspect, mais riches aussi de ressources scientifiques, d'institutions solides et fécondes, dues au progrès des lumières chez un peuple qui aime et pratique la liberté.

Ce genre de visiteurs demande un *guide* particulier, contenant des notions sommaires, mais précises, sur ce que chaque lieu offre de plus intéressant et de nature à fixer utilement leur attention spéciale.

Si ce livre-ci ne satisfait pas d'une manière complète à toutes les conditions désirables, il indique au moins et décrit les principaux établissements où fonctionnent d'une manière remarquable des institutions scientifiques et sociales du plus haut intérêt, et il renseigne sur les ressources offertes par la Suisse au point de vue de l'hygiène et de la santé.

C'est ainsi que je passe en revue l'enseignement et les institutions médicales, les services hospitaliers, les divers établissements d'assistance, publics et privés, les asiles d'aliénés, les prisons, la justice criminelle, le service de santé militaire, les principales stations sanitaires des différents ordres.

DE L'ENSEIGNEMENT.

Avant de parler des institutions d'enseignement supérieur, il me paraît nécessaire de faire connaître en quelques mots les principes généraux sur lesquels repose l'instruction en Suisse.

Le gouvernement fédéral qui régit les intérêts nationaux communs à toute la Suisse, n'intervient pas dans les règles et la distribution de l'enseignement ; ce soin est réservé intégralement à chaque état cantonal qui fait les lois spéciales à cet égard.

Les universités et les diverses écoles ne relèvent donc en aucune façon du pouvoir exécutif fédéral.

Une seule institution a été fondée et est entretenue par la Confédération, c'est l'école Polytechnique, le *Polytechnicum*, établi à Zurich.

La constitution suisse en vigueur a bien réservé la faculté de créer une université fédérale, mais cette disposition est restée lettre morte ; pour divers motifs, l'opinion générale a continué à en repousser l'exécution.

La législation adoptée aujourd'hui dans la grande généralité des cantons, a déclaré l'instruction primaire obligatoire et gratuite.

Il existe des écoles enfantines dans les communes, mais, bien que gratuites, elles sont facultatives. L'instruction est obligatoire pour les enfants de six à treize ans. Là, l'enseignement, réglé dans un programme, est surveillé par des commissions communales et cantonales.

La liberté de l'enseignement est respectée, mais à la condition que ceux qui enseignent librement, aussi bien que leurs élèves, justifient, sous le contrôle d'inspecteurs cantonaux, que le programme dressé pour les écoles publiques est, pour le moins, rempli par eux.

L'instruction secondaire, à laquelle nul n'est admis qu'après avoir satisfait à des examens où il prouve qu'il a acquis le degré d'instruction prescrit pour les écoles primaires, forme des études de deux ordres, les unes industrielles et commerciales, les autres classiques : c'est évidemment ce dernier genre d'études que doivent suivre dans les *collèges*, les jeunes gens se destinant aux écoles supérieures.

Je dois ajouter qu'avant leur admission dans les académies ou les universités, les élèves reçoivent un degré plus avancé d'instruction secondaire, en suivant les cours de *gymnases* où ils doivent obtenir un certificat d'étude correspondant au grade de bachelier ou de candidat en lettres ou en sciences.

Les écoles que nous venons d'indiquer varient quelquefois d'appellations dans les divers cantons, mais elles sont instituées et dirigées toutes, à peu près, dans le même esprit. Tel est, en résumé, le mode de préparation pour l'admission aux universités.

LES UNIVERSITÉS.

Nous parlerons des universités spécialement au
point de vue de l'enseignement médical.

Il n'y a pas et il ne peut y avoir, on le conçoit
facilement, une université dans chacun des 22 cantons : jusque dans ces derniers temps, trois universités seules existaient en Suisse, toutes établies dans
les cantons où se parle la langue allemande; ces
universités sont, par ordre d'ancienneté : Bâle,
Berne, Zurich; une quatrième vient d'être fondée
tout récemment à Genève, dont l'académie ancienne
jouissait d'une juste renommée; mais il manquait à
cet établissement, pour prendre le titre d'université, d'avoir une faculté de médecine. Le succès est
assuré à cette institution nouvelle qui offre toutes
les conditions désirables, et par son personnel enseignant et par les ressources que Genève possède

dans ses hôpitaux, ses collections, ses laboratoires, pour former une éducation médicale complète.

Avant la création de l'université de Genève, les jeunes gens appartenant aux cantons de langue française : Genève, Vaud, Fribourg, Neufchâtel, après avoir fait des études préparatoires auprès des académies de leurs cantons, allaient en France compléter leurs études médicales.

UNIVERSITÉ DE BALE.

La plus ancienne université de la Suisse est celle de Bâle ; sa fondation remonte au milieu du XV⁰ siècle ; elle compte parmi les professeurs qui ont occupé des chaires, les noms les plus illustres : il suffit de citer Erasme, Mérian, Euler, les Bernouilli ; c'est aussi à cette université que Paracelse, dont le savoir a été tant discuté, a enseigné pendant de longues années. Cet homme extraordinaire, a rendu on ne peut le nier, des services à la médecine ; c'est à lui qu'on doit l'introduction dans la matière médicale de l'opium, du mercure, du soufre, de l'arsenic. Si

Paracelse se fut maintenu sur le terrain de la science il eut laissé un nom honoré ; mais il s'est enlevé toute considération, le jour où il s'est fait charlatan et médecin ambulant.

La bibliothèque de cette université renferme 85,000 volumes et 4,000 manuscrits. Ses cabinets d'histoire naturelle et d'anatomie contiennent des collections et des préparations remontant à des dates fort anciennes. A côté de ces matériaux d'instruction, permettant de constater les progrès et la marche de la science, on remarque divers objets offrant un intérêt de curiosité, notamment une peau d'homme parfaitement tannée ; des préparations nouvelles enrichissent chaque jour le musée scientifique de Bâle qui lutte d'émulation avec ceux plus récents des universités de Berne et de Zurich, où l'on trouve particulièrement les produits des travaux modernes.

Les études anatomiques éprouvent des difficultés regrettables à Bâle, la loi ne permettant de disséquer d'autres cadavres que ceux des suicidés et des individus morts en prison ; aussi les étudiants de cette université vont, la plupart, suivre les leçons d'anatomie professées à Strasbourg. Cette ancienne et brillante faculté a été arrachée à la France par la guerre, elle est devenue exclusivement allemande,

tous les professeurs français ayant suivi les destinées de la mère-patrie et abandonné leurs chaires ;
ils professent aujourd'hui à la nouvelle faculté de
médecine établie à Nancy.

Rien ne manquait à Strasbourg pour les études
anatomiques : les générations de savants qui s'y
sont succédées y avaient accumulé les préparations
d'anatomie normale et les pièces les plus remarquables d'anatomie pathologique, spécialement celles
qui servent aux études de l'obstétrique, des affections de l'utérus et de ses annexes. Les Allemands
ont trouvé, avec ces richesses, des laboratoires de
toutes sortes où s'enseignaient avec tant de distinction l'histologie, la physique, la chimie, l'anatomie
comparée. J'ai pu constater et admirer, non sans
une douleur profonde, moi français, ces précieux
legs de la science ; c'est rendre hommage à la vérité
que de rappeler tout ce que l'école française avait
fondé et recueilli à Strasbourg, où les étudiants
suisses recevaient le meilleur accueil et où le plus
grand nombre allaient compléter leurs études anatomiques et obstétricales.

Nous devons signaler une lacune dans l'organisation de l'enseignement médical à Bâle : la *policlinique* n'existe pas à cette université.

La policlinique est une institution qui fonctionne,

avec un grand profit pour les élèves, à Berne et à Zurich; on la retrouve dans la plupart des universités allemandes.

Ce mode d'enseignement consiste dans des consultations données aux malades qui se présentent du dehors, subissent même souvent des opérations devant les élèves et rentrent aussitôt après à leur domicile.

Le professeur désigne un certain nombre d'élèves, parmi les plus zélés, les plus instruits, qu'il charge de continuer les soins aux malades venus à la policlinique, avec obligation d'en rendre compte au professeur devant les autres élèves réunis.

C'est surtout dans la classe moyenne que se recrute ce genre de malades qui s'offrent d'eux-mêmes à l'observation, et c'est là précisément le. motif qui prive l'université de Bâle de ce mode important d'instruction; en effet, les habitants de la classe moyenne, à Bâle, se font soigner chez eux par leur médecin particulier; lorsqu'ils ne sont pas en état de payer les soins médicaux ils appellent les *médecins de quartier*, institution répondant à celle des bureaux de bienfaisance en France et de médecins des pauvres en Belgique.

En somme, l'ancienne réputation de l'université de Bâle est soutenue avec honneur par des professeurs et des écrivains distingués; mais le nombre des étudiants a dû nécessairement diminuer depuis la fondation des universités de Berne et de Zurich, où, il faut le dire, les progrès de la science sont suivis avec toute l'activité désirable.

Le chiffre des étudiants en médecine suivant aujourd'hui les cours de l'université de Bâle, ne dépasse guère 70; il est, on le verra, très-inférieur à celui des autres universités de la Suisse.

Bâle possède un journal de médecine rédigé par des hommes de grand mérite; il est publié en allemand sous le nom de *Correspondenz Blatt für Schweirze Aërzte*. Un seul autre journal médical, croyons-nous, se publie en Suisse, c'est à Lausanne; celui-ci est en français et a pour titre: *Bulletin de la Société médicale de la Suisse Romande*. Ce n'est pas que les publications médicales émanées de la Suisse soient rares; mais parmi leurs auteurs, ceux qui appartiennent aux cantons où l'on parle la langue allemande, font paraître le plus souvent leurs travaux dans les journaux qui se publient en Allemagne, et les médecins des cantons français adressent la plus grande partie de leurs observations à la presse médicale de Paris.

UNIVERSITÉ DE BERNE.

L'université de Berne n'a pas beaucoup plus de 40 années d'existence et elle réunit plus du double d'élèves en médecine que celle de Bâle : son chiffre est d'environ 150. Le nombre des élèves s'est accru principalement depuis que Berne est devenu le siège permanent du gouvernement fédéral qui, avant la constitution de 1848, était alternativement à Zurich, à Lucerne et à Berne.

On ne saurait parler des études médicales faites à Berne, sans rappeler que le grand Haller est né dans cette cité, et qu'après avoir étudié et enseigné la médecine en Hollande et en Angleterre, il revint dans sa ville natale et y continua ses beaux travaux de physiologie, en même temps qu'il organisa la bibliothèque, fond principal de l'université actuelle.

Toutes les branches de la science ont leur enseignement aujourd'hui à Berne. Il n'y a pas un grand établissement universitaire réunissant sous le même toit les salles pour les divers cours et les laboratoires, mais on les retrouve dans des locaux séparés ; ainsi, l'anatomie comparée a pour ses démonstrations un musée d'histoire naturelle qui renferme une des plus belles collections zoologiques. Un bâtiment spécial, non loin du grand hôpital, est consacré à l'enseignement de l'ophthalmologie, il est pourvu des salles les mieux appropriées et de tous les appareils imaginés pour l'étude et la démonstration des maladies de l'œil.

Les cliniques médicales et chirurgicales ont à leur disposition un grand hôpital. Nous parlerons de cet enseignement en faisant l'histoire du service hospitalier. La psychiatrie est enseignée d'une manière très-remarquable aux élèves de l'université, par le médecin directeur du grand asile d'aliénés de la *Waldau* situé près de Berne.

UNIVERSITÉ DE ZURICH.

L'université de Zurich, fondée en 1832, est aujourd'hui la plus brillante, la plus suivie; la faculté de médecine a plus de 200 élèves; c'est elle qui, en Europe, a été la première à ouvrir ses cours aux femmes; la plupart des étudiantes sont russes, plusieurs américaines ou anglaises, et un petit nombre suisses.

L'affluence des élèves à l'université de Zurich est due, en grande partie, au voisinage de l'école polytechnique. Cette grande institution, indépendamment de 'son enseignement destiné à former des ingénieurs, des constructeurs, des mécaniciens, des chimistes, etc., offre aux élèves en médecine eux-mêmes les cours de professeurs traitant de diverses branches des sciences afférentes à leurs études; plusieurs de ces professeurs donnent aussi des cours à la faculté de médecine. Les collections et plusieurs laboratoires de la première école sont également accessibles à ces élèves. On conçoit que la proximité et l'organisation de ces deux écoles favorisent la présence à Zurich de professeurs distingués en plus grand nombre que dans les autres universités de la Suisse. Il importe aussi de dire que l'enseignement est l'occupation presque exclusive des hommes qui se vouent à cette mission; il y a peu de médecins professant auprès des universités qui se livrent à la pratique; il est vrai que là l'enseignement est très-honoré et très convenablement rémunéré.

ORGANISATION DES UNIVERSITÉS.

L'organisation des universités suisses est, comme je l'ai dit, entièrement indépendante vis-à-vis du gouvernement fédéral ; elle appartient tout entière aux cantons où elles sont instituées ; les règlements sont arrêtés par les autorités cantonales , ils ont une grande analogie avec ceux des universités d'Allemagne.

On distingue les professeurs en *ordinaires* et *extraordinaires ;* tous sont nommés par le collége des professeurs, mais ils doivent être agréés par le gouvernement cantonal qui subvient à tous les frais de l'université ; les choix peuvent du reste se porter et ils se portent en effet sur des hommes appartenant à toutes les nationalités.

A côté de ces deux classes, il y a les professeurs libres, *liberi docenti* ou *privat docent*, qui n'ont droit à aucun traitement de la part de l'université et dont les leçons sont payées par les élèves qui les suivent. Cette organisation a pour effet, on le comprend, d'exciter l'émulation entre les divers professeurs. L'accès offert aux étrangers a amené un autre résultat, le plus important peut-être : il a servi à former plusieurs des hommes qui honorent le plus l'enseignement dans diverses contrées de l'Europe, particulièrement en Allemagne; il suffit de citer les noms les plus connus. Ainsi Lebert, aujourd'hui professeur de clinique interne à Breslau; Schölein à Berlin; le regretté Griesinger, qui, après avoir été l'élève de ce dernier, avait été appelé d'abord à Tubingue, puis à Berlin; Billroth, professeur de clinique à Vienne, avaient tous professé à Zurich. C'est à cette même université encore qu'avait débuté le savant professeur d'Italie Moleschot.

L'université de Berne a vu professer près d'elle Schiff, actuellement en Italie; Klebs à Wurzbourg, Nonnyen à Kœnisberg.

C'est à Bâle que Liebermeister, professeur de clinique à Tubingue, a professé d'abord: le grand hôpital cantonal de Bâle a été le théâtre de ses expériences sur le rôle de l'acide carbonique émis par les poumons pendant la fièvre.

Plusieurs autres hommes, occupant un rang élevé dans la science, ont également commencé à professer en Suisse.

On reconnaîtra qu'il y a dans ces faits des enseignements dont pourraient profiter les pays qui n'ont pas la même organisation dans leur enseignement universitaire.

Je ne quitterai pas ce qui se rapporte aux universités sans parler des conditions exigées en Suisse pour accorder aux docteurs en médecine le droit de pratiquer.

Les grades obtenus dans l'une ou l'autre des universités ne confèrent pas immédiatement le droit d'exercer la médecine dans toute l'étendue de la Suisse ; tout au plus ce droit est concédé, par suite de dispositions particulières ou de conventions spéciales, entre les cantons où siége une université.

Un canton n'accorde en général le droit d'exercer la médecine sur son territoire, au docteur muni de diplôme, qu'après des examens spéciaux passés devant un jury nommé *ad hoc* par les autorités cantonales ; il existe, je le répète, des conventions entre quelques cantons pour les garanties à exiger et pour l'autorisation d'exercice à accorder. Mais en quelque lieu que le docteur ait acquis son diplôme, fût-ce à l'étranger, il a toujours le droit de se présenter devant le jury médical d'un canton, et s'il justifie du savoir déclaré indispensable, le droit d'exercer lui est accordé.

DES

INSTITUTIONS DE BIENFAISANCE

ET

D'ASSISTANCE SOCIALE.

Les questions d'assistance publique n'ont cessé d'occuper les philanthropes et les législateurs; les hôpitaux, en particulier, ont été envisagés par eux aux points de vue les plus divers.

Les inconvénients inhérents à ces établissements ont été signalés avec une grande énergie, l'utilité même des hôpitaux a été vivement contestée; on est allé jusqu'à demander la suppression de ces asiles, traités d'*antichambres de la mort*.

Personne ne peut se dissimuler, hélas! que l'entrée d'un malade à l'hôpital ne saurait lui offrir tout ce qu'il y a de consolant, de précieux dans l'entourage de la famille; celle-ci elle-même s'affirme mieux, elle resserre plus étroitement ses liens, devant le spectacle des souffrances de l'un de ses membres. Aussi sommes-nous, en principe, partisan de l'assistance à domicile; mais, bon gré, mal gré, notre état social, qui porte en lui tant d'imperfections, fera, longtemps encore peut-être, que pour suppléer la famille ou absente, ou impuissante à secourir ses membres atteints par la maladie, l'assistance hospitalière reste une nécessité, soit un bienfait même pour un grand nombre de malheureux, jusqu'au jour désiré où l'on trouvera contre les misères humaines des remèdes plus sûrs, plus en conformité avec les sentiments de fraternité.

En attendant, les sociétés les plus éclairées, les plus dévouées, celles qui professent et pratiquent les principes de la solidarité, s'efforcent de trouver les meilleurs procédés d'assistance; elles en ont créé de plusieurs sortes dont le fonctionnement est très utile et très respectable; mais le plus répandu, le plus efficace, dans beaucoup de cas, a été jusque aujourd'hui une bonne organisation des services hospitaliers.

Les inconvénients nosocomiaux ne pouvant cependant être contestés, les efforts devaient tendre à les prévenir, à en atténuer l'action, autant que possible. C'est dans cet esprit que de grandes réformes ont été accomplies et qu'elles sont poursuivies, avec le concours de la science.

Nous n'entreprendrons pas ici de faire l'histoire des hôpitaux depuis leur fondation jusqu'à nos jours; mais quand on se reporte seulement à ce qu'étaient ces établissements à la fin du siècle dernier, les malades étant, à cette époque là, couchés jusqu'à cinq et six, ainsi que le témoigne le rapport de Ténon, sur d'infects grabats, et dans une promiscuité désolante d'âge, de sexe, de maladies contagieuses ou non; quand on compare cet état de choses au mode d'être des hôpitaux actuels, on ne peut méconnaître les grands progrès accomplis; ces progrès doivent être un encouragement à créer des conditions meilleures encore.

Parmi les pays où l'assistance reçoit les applications les plus intelligentes, les plus zélées, la Suisse figure aux premiers rangs, notamment en ce qui concerne les établissements hospitaliers.

Il ne faut pas oublier, lorsqu'on parle de la Suisse à un point de vue quelconque, que ce pays est un état fédératif, et qu'à côté des sentiments et des principes communs à tous les cantons qui le constituent, chacun de ceux-ci conserve son autonomie, en vertu de laquelle il choisit et applique les doctrines et les méthodes les plus conformes à ses besoins et à ses ressources, et cela en toute matière.

On ne saurait donc s'attendre, dans le sujet que nous traitons, à trouver l'indication de procédés, fonctionnant partout d'une manière identique, loin de là; et c'est précisément dans l'examen de la diversité des procédés employés qu'on peut puiser d'utiles enseignements.

Pour éviter la confusion ou les redites il importe de diviser les institutions d'assistance: Je parlerai d'abord des hôpitaux.

LES HÔPITAUX DE LA SUISSE.

Les hôpitaux se distinguent en *hôpitaux généraux* et *hôpitaux spéciaux;* les premiers portent le plus souvent le nom d'*hôpitaux cantonaux*. La plupart d'entre eux reçoivent les malades de tout le canton auquel ils appartiennent et, subventionnés par l'état cantonal, ils relèvent de cette autorité dans leur administration; mais plusieurs des hôpitaux généraux suffisent à leurs dépenses par leurs propres fonds ou par les revenus provenant de donations et de souscriptions privées: alors ils s'administrent eux-mèmes, par un conseil que nomment les bienfaiteurs de l'œuvre. Parmi les asiles d'aliénés quelques-uns rentrent dans cette catégorie, quant à leur création et à leur gestion.

Les autres établissements hospitaliers ayant des destinations spéciales et que je décrirai successivement, portent des noms en rapport avec ces destinations, ils ont une organisation, une administration qui leur sont propres, presque tous doivent leur fondation à l'initiative de sociétés privées ; telles sont les maisons destinées aux sourds-muets, aux aveugles, aux idiots, auxquelles il faut ajouter les orphelinats et les refuges pour les vieillards.

Les hôpitaux d'enfants ont aussi une organisation particulière qui mérite une description à part.

Je veux encore signaler l'existence dans plusieurs localités, à Berne notamment, à Lucerne, de maisons de refuge et d'assistance pour les voyageurs venant à manquer de ressources et où les étrangers sont admis, hébergés, alimentés, au même titre que les nationaux ; après quelques jours de repos, il leur est délivré encore un secours en argent pour continuer leur route.

C'est donc bien à tort qu'on a prétendu que les Suisses sont égoïstes et inhospitaliers pour tous ceux dont la bourse n'est bas bien garnie ; le vieux proverbe : *point d'argent point de suisse,* reçoit chaque jour le démenti le plus formel.

Ce n'est pas tout : les hautes montagnes formées par les Alpes, et à travers lesquelles des cols ouvrent les passages qui, depuis le temps des Romains, servent aux communications entre la Suisse et l'Italie, sont d'un accès pénible ; arrivés à ces sommets, qui dépassent parfois 2,000 mètres, les voyageurs sont contraints de faire halte et de reprendre des forces ; tels sont le grand et le petit St-Bernard, le St-Gothard. Là sont des asiles devenus justement célèbres, où sont admis tous ceux qui frappent à la porte, et où ils se reposent et se réconfortent sans bourse délier.

L'hospice du grand St-Bernard recueille, à lui seul, près de 20,000 voyageurs par an, et sur ce nombre un dixième, à peine, dépose quelque argent dans le tronc destiné à pourvoir, en partie, aux dépenses de cette admirable maison de secours.

HOPITAUX GÉNÉRAUX.

Il est peu de cantons qui n'aient, au chef-lieu, un hôpital général recevant les malades pauvres de la circonscription. Ces hôpitaux sont entretenus par le produit des donations et des legs qui leur ont été faits, par des concessions avec affectations spéciales accordées, à diverses époques, par l'état cantonal, en bâtiments ou en propriétés de diverses sortes; plusieurs reçoivent en outre le produit de souscriptions annuelles ou permanentes, puis le fonds cantonal subvient aux dépenses qui ne seraient pas couvertes par les ressources ordinaires.

L'administration de ces hôpitaux est confiée à un collége dont les membres sont nommés soit par le conseil d'Etat, pouvoir exécutif du canton, soit par le vote des citoyens donateurs ou souscripteurs. Le directeur de l'hôpital est choisi par le collége des administrateurs, parmi lesquels siége habituellement un certain nombre de médecins; plusieurs des directeurs d'hôpital sont médecins.

Tous les hôpitaux généraux n'offrent pas, à beaucoup près au même degré, les conditions de salubrité et d'hygiène recommandées et recherchées au profit des malades.

La première condition pour un hôpital, autant et plus encore que pour tout autre édifice public, c'est qu'il ait été construit pour remplir sa destination propre. Or, en Suisse comme ailleurs, on rencontre plusieurs anciens bâtiments, la plupart ayant été des couvents, qui servent aujourd'hui d'hôpitaux : l'hôpital de l'Ile, *insel-spital*, à Berne, est dans ce cas.

L'asile d'aliénés de Pfeffers et beaucoup d'autres hospices ont été occupés autrefois par les bénédictins.

Dans le canton du Tessin, hospices et couvents conservaient jusque dans ces derniers temps la même administration ; mais toutes les abbayes sont devenues, en Suisse, propriétés cantonales et elles ont reçu des destinations hospitalières.

Les modifications apportées dans ces constructions, les annexes, les appropriations n'ont pu qu'imparfaitement en faire disparaitre les inconvénients pour les malades et pour le service.

La situation occupée par un hôpital, à l'égard de la population d'une ville. a une grande importance : en Suisse, tous ceux de date récente, sont situés à une certaine distance des habitations, à proximité de l'air des champs, comme à Genève, Zurich, etc., ou dans des quartiers isolés comme à Bâle. L'éloignement des centres de population a permis entre autres avantages, de pourvoir ces hôpitaux de galeries, de cours, de jardins.

Parmi les sujets dont se préoccupent le plus, les administrations hospitalières et les médecins de la Suisse, nous voulons mentionner la division et la séparation des divers genres de malades, l'isolement de ceux qui sont atteints d'affections contagieuses ou suspectes, les soins particuliers et les mesures dont les opérés sont l'objet. Nous appellerons aussi l'attention sur la ventilation naturelle ou artificielle, le chauffage des salles, l'organisation du personnel médical, des infirmiers et infirmières, des employés de toutes sortes dans l'administration et dans les divers services de l'ordre matériel.

En nous entretenant des principaux hôpitaux généraux, nous indiquerons ce qui nous a paru le plus digne de remarque, dans chacun d'eux, sous les divers rapports. Nous mentionnerons dès à présent le soin et l'intelligence apportés partout dans la disposition des salles destinées aux opérations. Ces salles isolées, parfaitement éclairées, la lumière venant d'un vitrage du plafond, ont les arrangements les plus convenables pour le malade, pour l'opérateur, pour les assistants et les élèves. Les armoires qui meublent ces salles contiennent l'arsenal le plus complet d'instruments et d'appareils, qui, à la portée de la main de l'opérateur, répondent à toutes les éventualités et permettent d'appliquer tous les procédés de la science moderne.

BÂLE.

L'hôpital général de Bâle est un des mieux établis; situé à l'une des extrémités de la ville, non loin du pénitencier qui confine à la campagne, il a, dans ses dépendances, de vastes cours et d'agréables jardins.

Le grand hôpital de Bâle, fondé et entretenu par la bienfaisance privée, a son administration propre, indépendante des autorités cantonales; celles-ci n'interviennent que pour couvrir les dépenses pour frais de journées des malades appartenant au canton et qui sont soignés dans l'hôpital; le directeur est médecin.

Les salles contenant six à huit malades au plus ne communiquent pas entre elles: elles ont leurs portes sur de vastes corridors ayant, à leurs deux extrémités, des fenêtres maintenues presque constamment ouvertes; c'est à ce mode de ventilation naturelle qu'on a recours, à Bâle, pour assainir les salles; on a soin également d'ouvrir les fenêtres, plusieurs fois par jour; et, à la partie inférieure des portes, on a pratiqué des orifices près desquels sont des planchettes mobiles laissant, à volonté, pénétrer ou sortir l'air.

Une surveillance active est établie pour vérifier et maintenir la salubrité des salles.

Il se fait, à l'hôpital de Bâle, un grand usage d'acide phénique comme moyen d'assainissement; il nous a semblé, à l'odeur un peu forte répandue par cette substance désinfectante, qu'il serait peut-être convenable d'en modérer l'emploi.

Les préparations phéniquées sont en grande faveur, particulièrement dans les affections chirurgicales ; le coton phéniqué est substitué à la charpie ; nous avons observé d'ailleurs que la méthode de Lister (d'Edimbourg), compte, en Suisse, de nombreux partisans.

Les salles du rez-de-chaussée sont destinées au service chirurgical, celles de médecine sont situées à l'étage supérieur. Un corps spécial de bâtiment est affecté aux maladies contagieuses ; mais, je dois dire, en historien fidèle, que le grand hôpital de Bâle, dont l'organisation est si bien entendue pour le service des malades qui y sont admis, a deux dépendances très disparates, l'une (dite hôpital des Bourgeois), reçoit des infirmes et des vieillards entretenus par les corporations auxquelles ils ont appartenu, elle nous a paru très-convenable ; mais l'autre, placée entre deux corps de bâtiments, renferme des aliénés dans des conditions fâcheuses, qui contrastent avec ce qu'offrent les autres parties de la Suisse. On nous a assuré que très prochainement l'évacuation de ces aliénés aura lieu et qu'ils seront dirigés dans les établissements spéciaux.

Dans une étude où je dois toucher à tant de sujets, je ne puis qu'indiquer sommairement ce qui m'a frappé le plus dans mes observations sur les hôpitaux que j'ai visités avec soin ; je ne m'étendrai donc point sur les doctrines ou les méthodes qui y ont plus généralement cours, je me bornerai à signaler quelques faits particuliers.

A Bâle, les fièvres continues, à forme typhoïde, sont fréquentes ; c'est là, comme je l'ai dit, en parlant de l'enseignement universitaire, que Liebermeister a pu faire ses expériences sur divers phénomènes de physiologie pathologique propres à ces fièvres. Ces expériences ont été le point de départ de l'emploi de moyens propres à abaisser la température du corps dès qu'elle dépasse 39° cent., soit en lui soustrayant du calorique par les bains frais abaissés graduellement jusqu'au-dessous de 20° cent., soit par l'administration des agents ralentissant la circulation : digitale, quinine, vératrine.

Dans l'hôpital de Bâle, le coton en ouate est très-employé, soit comme pansement au lieu de charpie, soit dans l'application des appareils inamovibles.

J'ai remarqué aussi des combinaisons heureuses, dans le traitement des fractures comminutives, entre le pansement avec le bandage plâtré de MM. Matthyssen et Van-deloo, et l'hyponarthécie de Mayor, mode de suspension du membre fracturé offrant divers avantages, notamment celui d'éviter les liens et les poids pour l'extension et la contre extension, nécessités par l'appareil amidonné du célèbre Seutin, jusqu'à sa dessiccation ; inconvénient que conservait la belle invention du système amovo-inamovible.

En visitant les salles de chirurgie, une circonstance toute fortuite me montra que la connaissance des trois langues dites nationales de la Suisse, l'allemand, le français et l'italien, était loin d'être répandue, même parmi les médecins.

Un ouvrier ayant eu la jambe fracturée par un éboulement de terres était couché dans une salle de l'hôpital, et personne, me disait le médecin, ne pouvait ni le comprendre ni être compris par lui; à la première parole qu'il prononça, je vis que cet homme était italien, et je fus heureux de pouvoir lui servir d'interprète.

Les cliniques médicales et chirurgicales sont faites dans l'hôpital de Bâle, par les professeurs de l'université, la plupart chefs de service ; tous ont le droit de choisir, pour servir à leur enseignement, les sujets présentant les cas les plus intéressants ; les autres malades sont confiés aux soins de médecins-adjoints, *assistants*, qui résident dans l'hôpital même, ainsi que des élèves internes.

Les professeurs de clinique ont un traitement d'environ 10,000 francs, fourni partie par l'hôpital, partie par l'université.

Une des conditions les plus nécessaires pour assurer des soins profitables aux malades dans les hôpitaux, c'est l'installation d'un bon service d'infirmiers et surtout d'infirmières.

L'hôpital général de Bâle est pourvu à cet égard d'un personnel remarquable, à la tête duquel sont des femmes portant le nom de *diaconesses;* je les ai rencontrées, du reste, dans la plupart des hôpitaux et autres établissements de bienfaisance, jusque dans les prisons, mais plus particulièrement dans les cantons protestants.

Nous fournirons ici quelques indications sur l'institution des *diaconesses* dont la maison centrale est précisément près de Bâle, à Richen; c'est là que, sous la direction du médecin de l'hôpital de la localité, les personnes voulant se vouer à la mission d'infirmières, et devant être filles ou veuves, âgées de 20 à 40 ans, douées d'une bonne constitution, reçoivent une instruction théorique et pratique propre à en faire de bonnes auxiliaires dans les soins à donner aux malades; la petite chirurgie leur est enseignée avec des notions d'hygiène et de pharmacie : lorsque leur instruction est jugée satisfaisante, ces *diaconesses* sont envoyées dans les divers établissements qui les réclament; elles assistent aussi les malades à domicile.

Cette institution est laïque. Les *diaconesses* peuvent se détacher, à leur gré, de l'administration à laquelle elles s'étaient liées, soit pour contracter mariage, soit pour embrasser une autre carrière.

Depuis plus de 20 ans que cette organisation fonctionne, les services rendus par les *diaconesses* sont de plus en plus appréciés; elles jouissent dans toute la Suisse d'une considération justifiée par leur caractère et par leurs capacités.

ZURICH.

L'hôpital général de Zurich est cantonal; son administration relève du pouvoir exécutif du canton.

Situé sur la rive droite de la Limmat, à une certaine distance de la ville proprement dite, l'hôpital de Zurich a, dans son organisation, de nombreux rapports avec celui de Bâle; comme ce dernier il appartient au système d'hôpitaux dits à *corridor*, différant cependant, en plusieurs points, de l'hôpital Lariboisière à Paris, cité comme type de ce genre d'hôpitaux : la ventilation naturelle y est employée comme à Bâle.

Les salles contiennent dix à douze lits; les services sont parfaitement distincts; deux bâtiments isolés sont affectés au traitement des maladies contagieuses, l'un d'eux reçoit spécialement les varioleux. Ce n'est pas encore là le système d'hôpitaux à pavillons que nous croyons préférable aux autres systèmes, mais c'est un progrès important à signaler que l'isolement bien complet de certains genres de malades; ajoutons que les salles qui reçoivent ces derniers sont l'objet d'une surveillance plus grande encore, s'il est possible, au point de vue de l'assainissement par l'aération; les fenêtres ont été disposées en conséquence, elles vont du plancher jusqu'au plafond.

A Zurich comme à Bâle les cliniques sont confiées aux professeurs de l'université: les principaux détails que nous avons fournis sur l'organisation et le fonctionnement des services à l'hôpital général de Bâle se retrouvent à Zurich et dans la plupart des grands hôpitaux de la Suisse; nous nous dispenserons de les rappeler.

La chirurgie porte partout, en Suisse, l'esprit de la conservation, et en même temps de la simplification; à Zurich les pansements sont réduits à la dernière expression de simplicité, à la suite des amputations notamment.

La position du membre, l'écoulement libre des produits sécrétés le long du tissu imperméable sur lequel le membre repose, sont la principale et presque l'unique préoccupation de l'opérateur; ni charpie, ni pommade, ni substances adhésives, ni bandes d'aucunes sortes; de légers lavages, et l'huile phéniquée appliquée en badigeonnages discrets, forment tout le pansement; ce qui est important à constater c'est la fréquence et la rapidité des guérisons par ce procédé. On est loin, on le voit, des craintes exprimées contre les plaies exposées et des procédés d'occlusion hermétique de M. Jules Guérin, qui ont donné, eux aussi, de très-beaux résultats, lorsqu'ils ont été convenablement appliqués.

Nous donnerons, à titre de renseignement, l'indication d'un fait qui touche à une question difficile à traiter et encore plus à résoudre. A Zurich, comme dans les grandes villes, la prostitution exerce sa funeste influence morale et physique; cependant les autorités répugnant à traiter la prostitution comme un service public, ont renoncé à la réglementer; et en effet, les règlements spéciaux étaient supprimés lors de notre dernier séjour à Zurich; mais les médecins nous ont dit que le chiffre et la gravité des affections vénériennes s'étaient beaucoup accrus depuis la suppression des visites obligatoires, et que vraisemblablement les autorités reviendraient bientôt sur leur décision.

Nous ne pensons pas, pour notre compte, que cette décision doive produire aucun résultat favorable; la prostitution est devenue pire qu'une plaie, elle est un véritable ulcère social; c'est plus haut et ailleurs que dans des mesures comme celles prises à Zurich qu'il faut chercher les moyens de combattre et de détruire cette misère, cette honte des sociétés.

BERNE.

L'hôpital cantonal de Berne, *Insel-spital*, de construction ancienne, a été autrefois un couvent; on en retrouve tous les caractères dans le corps de bâtiment construit sur une rue peu large (*Inselgasse*), mais la partie opposée de l'hôpital qui a reçu des constructions plus récentes et mieux appropriées, a une façade élevée, donnant sur la campagne, ayant vue sur la rivière, l'*Aar*, et sa sinueuse et profonde vallée. Cette disposition remédie, en partie, aux inconvénients de l'origine et de la situation de l'*In-*

sel-spital: c'est là qu'est le grand centre d'enseignement universitaire; la policlinique y joue un grand
rôle : elle fournit aux jeunes médecins des sources
d'études où ils puisent pour faire leurs cours de *privat
docent.* L'émulation est très-grande parmi les professeurs de tous les degrés, et aussi entre les *assistants*
qui s'efforcent de conquérir le savoir et les titres leur
donnant accès dans les grands services hospitaliers.

Les affections qu'on rencontre à Berne sont à peu
près les mêmes qu'à Bâle et à Zurich. Je dois cependant noter un fait qui n'est peut-être qu'accidentel,
mais qui m'a frappé : j'ai rencontré, un jour de marché
à Berne, dans la grande rue qui change quatre ou
cinq fois de nom, trois femmes du peuple portant,
toutes les trois, une tumeur cancroïde à la face. —
Je donne le fait tel que je l'ai constaté et pour ce
qu'il peut valoir ; j'ai assez voyagé pour me tenir en
garde contre le ridicule et le danger de conclure du
particulier en général. — Les principes et les procédés
professés à Zurich en matière chirurgicale sont également en vigueur à l'hôpital de Berne.

LAUSANNE.

C'est au centre de la ville qu'est situé l'hôpital cantonal et c'est là son principal inconvénient, car, aux autres points de vue, cet établissement est fort remarquable; il est des mieux tenus. — L'hôpital cantonal de Lausanne a reçu une grande notoriété par la pratique de son ancien chirurgien en chef, Mathias Mayor. Ses préceptes ont porté leurs fruits; ils ont contribué infiniment à débarrasser la médecine opératoire de tout un vieil arsenal de substances et d'objets de pansements sacramentellement conservés et dont l'inutilité ou les inconvénients sont chaque jour mieux reconnus. C'est dans cet hôpital de Lausanne que Mathias Mayor a fait la démonstration de ses procédés de *déligation* dans lesquels le mouchoir et le coton suffisent pour faire toutes les sortes de pansement.

Homme de bien autant que savant, Mayor s'efforça incessamment de créer, au profit des campagnards et des soldats, ce qu'il appelait la *chirurgie populaire*; tout en procédant ainsi, il ne perdait pas de vue les grand problèmes de la chirurgie ; il a traité, dans cet esprit, de nombreuses questions : les amputations, les fractures, les ulcères; il a imaginé la cautérisation par le marteau dit depuis *marteau de Mayor*, le traitement des fractures par l'*hyponar-thécie* (suspension du membre fracturé avec faculté de mouvements horizontaux) ; il a indiqué les heureuses applications des fils de fer pour la construction d'appareils divers et plaidé, l'un des premiers, en faveur de la substitution du coton à la charpie.

Il ne serait que juste de rappeler, plus souvent qu'on ne le fait, les titres du chirurgien de Lausanne, à la priorité de procédés qui se généralisent chaque jour entre les mains d'hommes habiles, mais dont quelques-uns oublient un peu trop, peut-être, les travaux et les découvertes de leur devancier.

Mathias Mayor a laissé à Lausanne des élèves devenus eux-mêmes des chirurgiens très-distingués : c'est le propre des hommes supérieurs de créer des générations de savants chargés de conserver et d'alimenter le feu sacré.

Lausanne n'a pas d'université, mais son académie, avec sa riche bibliothèque, ses belles collections d'histoire naturelle, les hôpitaux que possède la ville, est une excellente école préparatoire de médecine.

GENÈVE.

L'un des plus récemment construits, l'hôpital cantonal de Genève appartient aussi au système des hôpitaux à corridor; toutefois il présente des conditions nouvelles et particulières dignes d'être décrites.

Cet hôpital, situé à 400 mètres environ de la ville, en pleine campagne, dans la partie la plus élevée, près du territoire de la commune de Plain-Palais, est d'un aspect agréable, d'un accès très-facile; il forme un bâtiment assez élevé, contenant divers étages, dont l'un souterrain est destiné aux cuisines, aux machines, ventilateurs, chaudières, calorifères, qui desservent tout l'hôpital.

Au rez-de-chaussée, la partie centrale du bâtiment est occupée par les bureaux de l'administration, les cabinets de consultation, la pharmacie, les bains; la partie correspondante du premier étage est affectée au logement du directeur, à celui des internes et à la lingerie; à ce corps de bâtiment se rattachent de chaque côté deux grandes ailes se rapprochant, par leur disposition, du *pavillon*: c'est là que sont les salles des malades.

Le rez-de-chaussée et le premier étage seuls sont occupés jusqu'à ce jour; le deuxième étage reste comme réserve. Aux angles sont des salles portant le nom d'*infirmeries* et destinées aux affections contagieuses ; la chirurgie occupe l'étage inférieur, et la médecine l'étage du haut.

Un grand corridor fait communiquer les deux ailes, à chaque étage ; il est qualifié de *promenoir*, mais nous le croyons peu propre à cet usage en raison des courants d'air constants que les procédés employés pour la ventilation y entretiennent.

Les salles varient de longueur ; leur largeur moyenne est de 7 mètres, leur hauteur de 4^{m}90 au rez-de-chaussée ; 4^{m}70, au premier étage ; 3^{m}80 au deuxième ; les salles, de 15 mètres de longueur, ont sur chaque face (dont l'une donne sur le promenoir), quatre fenêtres de 3^{m}60 de hauteur sur 1^{m}50 de largeur ; celles de 9^{m}50 ont deux fenêtres dans les mêmes conditions. L'espace moyen entre chaque lit est de 2^{m}40.

Les promenoirs ou corridors ont 40 mètres de longueur sur 3 mètres de largeur et sont éclairés par neuf fenêtres de 3^{m}80 de hauteur sur 3^{m}40 de largeur.

Des ventilateurs à hélice portent l'air frais ou chaud, suivant la saison, dans les salles ; ils sont mus au moyen de machines à vapeur qui servent aussi à élever l'eau aux divers étages ; les chaudières produisent en même temps la vapeur nécessaire pour préparer les aliments, au moyen de marmites à double fond.

L'air vicié est chassé par des canaux ayant leurs orifices d'aspiration dans les salles et se dégageant dans les combles.

Nous avons cru devoir faire une description assez détaillée de l'hôpital cantonal de Genève, pensant que sa disposition pourra servir de modèle à suivre ou au moins de terme de comparaison avec les autres systèmes de constructions.

Ce qui est certain c'est que cet hôpital réunit d'excellentes conditions de salubrité ; une innovation qui tient de la tente et de la barraque, introduite. depuis peu d'années, sur la demande du chirurgien en chef, a fourni en outre les résultats les plus satisfaisants.

On a établi dans l'une des vastes cours voisines du grand corps de bâtiment et donnant elle-même sur les jardins, deux constructions fort simples. Le toit, semblable à ceux des chalets, repose sur des piliers de bois, espacés de 3 à 4 mètres ; l'intervalle qui les sépare est ouvert pendant le jour, toutes les fois que le temps est convenable ; la nuit il est fermé par de fortes toiles de marine ; tous les malades qui ont subi des opérations sont placés dans les lits que contient cette construction ; nous les avons visités, aucun d'eux ne se plaint de ce séjour et les chirurgiens déclarent que non-seulement les opérations n'ont été suivies d'aucun des accidents survenant souvent dans les salles d'hôpital, mais que la guérison est infiniment plus rapide, et que ni affections rhumatismales ni bronchites ne se sont montrées chez ces opérés, traités en quelque sorte en plein air.

Il est bien entendu toutefois que ce procédé ne peut pas être mis en pratique pendant tous les mois de l'année à Genève, dont le climat a des intempéries assez marquées. Les malades introduits dans ces abris au printemps, y sont conservés aussi longtemps que la température extérieure ne descend pas au dessous de 7° cent.

Pour compléter nos renseignements nous fournirons un résumé des documents divers que nous avons recueillis dans les bureaux même de l'administration de l'hôpital cantonal de Genève, sur le service du 1er janvier au 31 décembre 1872.

2207 malades ont été traités dans les différents services ; parmi eux il y en avait de toutes les nationalités.

La durée moyenne du séjour a été de 28 jours, la mortalité générale de 245.

En examinant à part le service de médecine et celui de chirurgie, on trouve pour le premier 1013 malades et 204 décès; dans le second 1022 malades et 39 décès.

182 malades restaient dans les salles au 31 décembre 1872.

Ces documents portent en eux-mêmes leur propre signification; il serait intéressant de les comparer avec ceux de même nature que voudraient bien fournir les autres administrations hospitalières des diverses localités; mais dans quelques pays, nous avons le regret de le dire, et particulièrement en Belgique, on est loin de trouver pour s'éclairer, comme en Suisse, les mêmes facilités et la même obligeance auprès de certaines administrations des hospices.

En ce qui concerne les documents qui nous ont été communiqués à Genève, nous affirmons que cette statistique est faite avec une exactitude et une sincérité irréprochables : elle repose sur toutes les pièces justificatives.

L'organisation du service médical dans l'hôpital cantonal de Genève mérite aussi qu'on la signale. La commission administrative est nommée par le Conseil d'Etat; il n'y a pas, comme dans d'autres cantons, de médecins parmi ses membres, mais cette commission s'occupe exclusivement de la gestion des intérèts matériels de l'hôpital, elle ne participe en rien à la nomination des médecins ; là, les fonctions médicales sont temporaires et hiérarchiques, et toutes sont données au concours. Le jury est composé d'anciens chefs de service de l'hôpital ; les médecins et chirurgiens nommés par le concours ont le titre et les fonctions d'adjoints qu'ils occupent pendant quatre ans, puis ils deviennent chefs de service pendant quatre autres années, après quoi ils cèdent la place aux nouveaux élus.

Ce mode de nomination offre de grandes garanties, il excite l'émulation, il ne permet pas au favoritisme de repousser le mérite réel au profit d'un protégé ; c'est ainsi qu'on procède d'ailleurs dans plusieurs grands hôpitaux de France, notamment à Lyon, à Bordeaux, etc.

Ce que nous avons dit des principaux hôpitaux généraux de la Suisse montre suffisamment qu'aucun des progrès n'est négligé dans ce pays, aussi bien sur le terrain de la science et de la pratique que dans l'emploi des procédés propres à améliorer l'hygiène et le bien-être des malades, à leur donner par conséquent plus de garanties pour une bonne et prompte guérison.

Cette sympathie pour les malheureux nous la retrouvons dans les divers autres établissements d'assistance dont nous allons nous entretenir et qui ont un caractère spécial.

ÉTABLISSEMENTS D'ASSISTANCE SPÉCIAUX.

L'enfance est, en Suisse, l'objet de la plus constante sollicitude, cette sollicitude se traduit sous toutes les formes. Nous avons dit déjà comment la première instruction est assurée par les écoles enfantines et primaires; là même où les habitations des parents sont trop éloignées des écoles, des instituteurs publics ou volontaires se transportent, à certains intervalles, dans les hameaux isolés, et groupant les enfants autour d'eux ils leur donnent des leçons.

L'éducation physique des enfants est l'objet des soins et de la surveillance les plus assidus; nulle part la gymnastique n'est enseignée et pratiquée avec plus d'intelligence, de façon à prévenir ou à combattre les vices de conformation du corps et à favoriser le développement régulier des forces. La gymnastique est continuée d'ailleurs dans tout le cours de l'éducation ; c'est que dans ce pays on est pénétré de la pensée de former en même temps des hommes qui puissent se suffire à eux-mêmes et des citoyens propres à servir la patrie.

Nonobstant, l'enfance ne peut nulle part être exempte de maladies et d'infirmités ; pour ceux qui en sont atteints et que leurs familles sont impuissantes à soigner convenablement, on a fondé des établissements spéciaux.

HOPITAUX D'ENFANTS.

Les hôpitaux consacrés au traitement des enfants sont généralement remarquables par les bonnes conditions dont ils jouissent, ils ont reçu les arrangements intérieurs les mieux entendus. Ceux de Bâle, Lausanne, Berne, qui fonctionnent depuis plusieurs années, se distinguent particulièrement et par leur construction et par leur administration ; ils servent, en ce moment, de modèles à des établissements semblables, en Russie et en Allemagne. Zurich et plusieurs autres cités fondent des hôpitaux d'après les mêmes principes.

Situés à proximité, mais en dehors des villes, les hôpitaux d'enfants ont des salles relativement vastes ne contenant chacune qu'un petit nombre de lits. Ces lits en fer reposent sur des rails et sont ainsi facilement conduits sous de larges galeries extérieures, sortes de *verandas* placées au midi ou à l'est, recouvertes de marquises et où les enfants alités respirent l'air, jouissent des bienfaits de la lumière du jour et profitent du premier rayon de soleil qui apparaît.

BÂLE.

Le *Kinder spital* établi sur la rive droite du Rhin, à l'est du quartier appelé le Petit Bâle, à une assez bonne distance de la grande ville, en pleine campagne, au milieu des jardins, doit son existence et son entretien à l'assistance privée, c'est-à-dire aux ressources créées par des souscriptions et des donations. Le bâtiment a deux étages, indépendamment des souterrains; il contient cinquante lits pour recevoir les malades, rarement ils sont tous occupés; les salles ont au plus sept lits, elles sont pourvues de larges fenêtres, et plusieurs communiquent directement avec les galeries ou balcons que nous avons décrits. Tout a été prévu dans cet établissement; salles pour les opérations, pour les bains, la pharmacie, la lingerie, etc., etc.; le rez-de-chaussée est consacré à la chirurgie, l'étage supérieur à la médecine; une infirmerie spéciale est destinée aux affections contagieuses et les varioleux en particulier sont traités dans un établissement séparé.

Les procédés que nous avons décrits en parlant de l'hôpital cantonal de Genève et qui sont employés là, pour la ventilation, la circulation de l'air froid et de l'air chaud, la distribution de l'eau aux divers étages et pour l'économie générale de l'établissement, fonctionnent absolument d'après les mêmes principes au Kinder Spital de Bâle; une machine à vapeur de la force de 3 chevaux, placée dans les souterrains, met en mouvement tout le système et satisfait aux besoins des divers services. Preuve que les grands hôpitaux ne sont pas seuls destinés à avoir le privilége de ces agents économiques et hygiéniques, qui ne sont pas suffisamment répandus et qui devraient surtout être appliqués dans tous les lieux où sont

réunis un certain nombre de personnes ; notamment
les écoles, les casernes, les prisons, les salles de spec-
tacles, etc., etc.

Les jeunes malades reçoivent non-seulement les
soins exigés par leur état, mais on s'est ingénié aussi
à leur créer toutes les distractions possibles. Les
jouets, l'imagerie, les livres illustrés, forment un
contingent important dans les approvisionnements de
l'hôpital ; les attentions délicates, les tendres cause-
ries des diaconesses, les visites des parents contribuent à combler, en partie au moins, pour ces pauvres
petits êtres, le vide de la famille.

BERNE.

Deux hôpitaux d'enfants existent à Berne; le principal est l'*hôpital Jenner;* il contient une trentaine de
lits occupés, la plupart, par des enfants atteints
d'affections chroniques où dominent les tumeurs
blanches des articulations; la scrofulose est malheureusement très commune dans la population ouvrière.
La policlinique instituée dans cet hôpital fournit de

nombreuses consultations aux enfants amenés du dehors, et c'est ainsi que des cas nombreux sont offerts pour les leçons faites à cet hôpital par un professeur de l'université. L'organisation des services médicaux ne laisse rien à désirer ; il en est de même pour les soins divers, et tout ce qui concerne le matériel de l'établissement auquel on ne peut reprocher que d'être situé dans le quartier le plus fréquenté de la ville.

Un autre hôpital d'enfants, où sont traités généralement aussi des maladies chirurgicales, est infiniment mieux placé, à une extrémité de la ville, au milieu de grands jardins, mais il n'admet que des payants ; il renferme une douzaine de lits distribués dans deux salles.

Le service et le régime sont d'ailleurs en tout les mêmes qu'à l'hôpital Jenner. Un lait d'excellente qualité est fourni aux jeunes malades, on ne leur donne jamais de café, et l'eau pure est la boisson ordinaire.

L'emploi du thermomètre, pour apprécier le degré de la température chez les enfants pendant le cours des affections fébriles, est pratiqué, trois fois par jour, par les diaconesses qui rendent compte de leurs observatious au médecin. Ce mode important d'observation, tend de plus en plus à se généraliser dans l'étude des maladies aiguës, spécialement dans les fièvres typhoïdes ; il fournit sans doute des renseignements fort utiles, mais il serait imprudent de lui accorder une valeur sans contrôle pour le pronostic de ces maladies.

LAUSANNE.

C'est en pleine campagne, à un quart de lieu de la ville, au milieu d'un site charmant, qu'est situé l'hôpital d'enfants contenant 24 lits, avec séparation de sexes, ce qui n'existe pas dans ceux de Bâle et de Berne. Ce petit établissement est pourvu, comme ceux que nous avons cités, de galeries et de balcons, mais il possède en outre des jardins plus spacieux dans lesquels peuvent se promener et s'ébattre les jeunes convalescents. Les salles sont, on peut le dire, inondées de lumière, et, chose à noter, il se passe des années entières sans qu'on y voie paraître de fièvre éruptive.

Un professeur de gymnastique, M. Lochman, fait pratiquer avec autant de zèle que de talent les exercices jugés utiles par les médecins.

L'orthopédie est appliquée avec une grande entente et beaucoup de persévérance dans cet hôpital, par un homme habile et instruit, M. Martin, qui s'est voué entièrement à cette mission. La ténotomie est très-rarement employée comme traitement; c'est grâce à des manipulations rationnelles répétées plusieurs fois par jour, avec l'aide aussi d'appareils très intelligemment conçus, que des pieds bots de différentes sortes ont pu être ramenés à un état à peu près normal. La directrice de cet établissement est une diaconesse, qui, sous tous les rapports, mérite les plus grands éloges.

LES SOURDS-MUETS.

La surdi-mutité est l'une des plus terribles infirmités; les malheureux qui en sont atteints ont, au sein de la société, la plus triste situation; lorsqu'ils restent sans enseignement spécial ils sont les esclaves de leurs instincts auxquels ils obéissent souvent avec déréglement, avec une impétuosité effrayante, ne connaissant et n'observant aucune des lois, aucun des devoirs sociaux. Cette infirmité avait toujours été considérée comme incurable, lorsque, vers le milieu du siècle dernier, un philanthrope dévoué, l'abbé de l'Epée, se consacra tout entier au soulagement des infortunés sourds-muets et fonda à Paris la première institution, où il enseignait à percevoir par les yeux ce que ne pouvait dire la parole. L'abbé de l'Epée eut pour élève et continuateur l'abbé Sicard, qui institua d'abord une école de sourds-muets à Bordeaux, puis devint le successeur de son ancien maître à l'école de Paris.

L'humanité ne saurait trop honorer ces deux noms justement illustres; à eux est due la preuve que la culture de l'intelligence est possible chez ceux-là mêmes auxquels manquent les principaux organes de perception et de relation. Leur méthode s'est rapidement étendue dans tous les pays, elle a reçu de nombreux et habiles perfectionnements; mais ceux-ci étaient contenus, limités même par l'opinion universellement répandue, que la langue et les organes vocaux des sourds-muets étaient originellement mal conformés et tout à fait impuissants à articuler des sons. Une erreur non moins grande attribuait constamment la surdité à une affection congénitale de l'ouïe; cette erreur a régné jusque dans ces derniers temps. Des études attentives, des observations suivies, ont fait reconnaître que les cinq sixièmes des sourds-muets n'étaient pas, en naissant, privés de l'ouïe ; la perte de ce sens résulte généralement d'affections catarrhales de l'appareil auditif, contractées et mal soignées, et particulièrement de celles qui succèdent à la scarlatine ; on a constaté en outre que sur cent sourds-muets il y en avait à peine un dont les organes vocaux fussent incapables de fonctionner. D'autre part, il a été établi que chez plusieurs enfants muets la surdité n'était pas aussi complète qu'on l'avait cru d'abord, et que, par des soins spéciaux et une certaine manière de leur parler près de l'oreille, on parvenait à leur rendre l'ouïe et par suite la parole.

C'est après la constatation de ces différents faits, que la méthode nouvelle d'enseignement des sourds-muets a été substituée à l'ancienne ; la Suisse possède plusieurs établissements où elle est mise en pratique, notamment à Genève, à Richen près Bâle, à Zurich : partout les succès répondent au zèle des professeurs.

Là ce n'est plus le langage des signes, c'est la parole même qui est enseignée ; pour cela toute l'attention du sourd-muet est appelée sur les mouvements et la forme des lèvres du professeur pendant que celui-ci parle, mouvements qu'on lui fait reproduire; puis, par des exercices d'aspiration et d'expiration pendant lesquels certaines manipulations sont pratiquées sur l'appareil laryngé, l'élève apprend à émettre les sons vocaux qui viennent s'articuler sur ses lèvres et se traduisent en paroles aussi nettes, aussi distinctes, que peut l'ètre le langage humain.

Tout en enseignant à parler aux élèves, les professeurs leur donnent la même instruction que dans les autres écoles; ils les préparent ainsi à prendre leur place indépendante et utile dans la société.

Nous avons pu nous entretenir, en français et en allemand, de sujets très-divers avec les pensionnaires de ces sortes de colléges: nos questions immédiatement comprises recevaient aussitôt une réponse conforme.

Il est à peine besoin de rappeler qu'à tous les points de vue, il importe de commencer l'éducation des sourds-muets dès leur jeune âge; nous avons vu, à Zurich, des enfants ayant atteint 12 à 13 ans qui, admis depuis quelques mois seulement, dans un état de complète surdi-mutité, usaient déjà intelligemment de la parole. Il est vrai que rien ne peut dépasser l'habileté et le dévouement de l'honorable pasteur Schibel, directeur de cet établissement; nous répétons que les mêmes qualités se trouvent chez les professeurs des autres écoles du même genre.

Les conséquences de ce mode d'enseignement frappent trop l'esprit, pour qu'il soit nécessaire de les énumérer, elles ont évidemment un caractère social; mais pour l'individu, elles sont un bienfait inexprimable; l'exercice de la parole favorise l'ampliation de la poitrine, il change toute l'expression de la physionomie, si triste auparavant; il rend enfin à leur véritable destinée humaine des malheureux qui ne vivaient qu'à demi. La parole n'est-elle pas en effet, le plus noble des attributs de l'homme, le plus puissant agent de ses sentiments, de ses facultés: aussi grand est le crime qui impose le mutisme, aussi magnifique est la science qui donne la parole: en Suisse, pays de liberté, cet axiôme est bien compris; là on fait parler les muets, pendant que, dans certaines autres contrées, on cherche à paralyser la langue et à fermer la bouche.

Il est consolant de voir les pays libres sans cesse à la poursuite des améliorations physiques et morales des citoyens: il est bon de signaler les succès obtenus par leurs généreux efforts. Toutes les infirmités humaines ne sont pas également curables, mais toutes au moins sont dignes de pitié, et sont susceptibles d'assistance : c'est encore dans cet esprit et avec cette pensée que fonctionnent en Suisse d'autres établissements dont nous avons à parler.

LES AVEUGLES.

La cécité, non-seulement enlève à l'homme les jouissances les plus douces, elle le rend en même temps à charge à la société; chose étrange cependant, les aveugles sont généralement d'humeur facile, parfois joyeuse. Il est infiniment peu d'aveugles qui le soient dès leur naissance: les maladies fréquentes et graves des organes de la vue, chez les nouveaux nés et chez les jeunes enfants, lorsqu'elles ne sont pas convenablement soignées, produisent la cécité; aussi est-ce dans les familles pauvres que ce malheur se rencontre le plus fréquemment.

Nous ne parlerons pas ici des cécités dont l'art chaque jour plus puissant peut obtenir la guérison; nous nous bornons à dire, à cet égard, que l'ophthalmologie est cultivée et enseignée d'une manière remarquable dans les universités de Suisse et dans les divers hôpitaux spéciaux.

Les institutions dont nous voulons nous entretenir, sont celles qui sont destinées aux aveugles dits incurables.

L'hospice des Quinze-vingts de Paris, remonte à St-Louis qui le fonda, au retour des croisades, pour

y recevoir trois cents chevaliers, ayant perdu la vue en Palestine. Malgré l'ancienneté de cette institution, les aveugles restaient généralement abandonnés à eux-mêmes, heureux encore lorsqu'ils ne servaient pas aux délassements aussi odieux que stupides de quelques misérables : nous citerons comme preuve de cette dernière assertion, un fait reproduit autrefois par le *Journal de Paris:* « au mois d'août 1425,
» sous les règnes de Charles VI et de Charles VII,
» dans le champ clos formé à l'hôtel d'Armagnac,
» on enferma quatre aveugles couverts d'armures et
» armés de bâtons, avec un porc de forte taille qui
» devait être le prix de celui qui le tuerait. La lutte
» commencée, les pauvres aveugles poursuivant l'a-
» nimal et frappant sans voir, se portaient naturel-
» lement de si rudes coups, au grand plaisir des
» spectateurs, *que dépit leur en fût, car quand le mieux*
» *cuidaient frapper le pourcel, frappaient sur eux, et*
» *s'ils n'eussent été couverts d'armures, pour vrai ils*
» *se fussent tués l'un l'autre.* » Tel était le noble passe-temps de la gent titrée de l'époque. Dans des temps plus rapprochés de nous, en 1780, des spéculateurs avaient imaginé d'offrir aux distractions du public le spectacle de huit à dix pauvres aveugles, des lunettes sur le nez, placés devant un pupitre qui portait de la musique, et exécutant une symphonie

discordante qui semblait exciter la joie des assistants. Ceci se passait en plein Paris, dans le voisinage d'une des promenades les plus fréquentées.

Valentin Hauij, frappé de l'abandon immérité des aveugles et indigné de la dérision dont ils étaient si souvent l'objet, consacra sa vie et sa fortune à leur soulagement et à leur éducation. Un aveugle célèbre de la Belgique, le représentant Rodenbach, qui fut son élève, a rendu à ses services le plus éclatant hommage dans son livre sur les aveugles et les sourds-muets.

Plusieurs asiles ou écoles existent en France pour les aveugles, mais cette infirmité est si répandue (la France compte plus de 30,000 aveugles), qu'un petit nombre d'entre eux seulement y est admis.

En Suisse, les établissements consacrés aux aveugles répondent mieux aux besoins et au nombre de ces infirmes, ils se retrouvent dans plusieurs localités, et fonctionnent tous à peu près de la même manière. Celui de Lausanne est l'un des plus remarquables ; l'instruction y est donnée sous toutes les formes ; la lecture se fait à l'aide d'un alphabet facile à suivre par le toucher : il est composé de points et d'une combinaison de points disposés en lignes horizontales, verticales ou obliques, représentant toutes les lettres de l'alphabet ordinaire ; des livres sont imprimés avec des caractères en relief qui permettent aux élèves de lire couramment.

A l'aide d'un appareil trés-ingénieux, les aveugles écrivent assez rapidement sous la dictée; la géographie s'apprend sur des cartes en relief; des leçons de calcul, d'histoire sont données par les professeurs; elles sont suivies avec beaucoup d'attention par les élèves qui, dans leurs réponses aux questions que les visiteurs leur adressent, font preuve de connaissances variées. La musique a sa place dans l'enseignement.

On exerce les aveugles à différents métiers dans lesquels plusieurs se montrent très-habiles : des chaussures, des vêtements sont confectionnés par ces aveugles ; nous en avons vu faisant de la tapisserie avec de la laine de différentes couleurs dont ils savaient parfaitement distinguer les nuances au toucher; ils exécutent de nombreux ouvrages en osier; des objets très-élégants sont faits au tour; un aveugle sourd-muet se faisait remarquer, entre tous, dans ce genre de travail.

Les divers instituts pour les aveugles incurables, dirigés en Suisse, par des médecins secondés par des personnes qui se livrent à l'éducation de ces infirmes, ont réalisé de véritables prodiges: lorsqu'on assiste aux exercices de ces déshérités de la vue, qu'on observe le degré de culture de leur intelligence; lors-

qu'on constate le bien-être moral et matériel, qu'une
sollicitude et une patience sans borne sont parvenues
à leur créer, on se demande parfois si l'on a devant
soi des êtres moins bien partagés que beaucoup de
ceux qui jouissent de tous leurs sens. C'est qu'en
effet les directeurs de ces instituts ont su admirablement résoudre le problème consistant à suppléer,
par les sens restés intacts, celui ou ceux qui font
défaut.

Plus la science et la philanthropie s'appliqueront
à étudier, à soigner les infirmités humaines. plus
sera réduit le nombre des malheureux si longtemps
délaissés et comme écrasés par ce lamentable vo-
cable : *incurables.*

LES IDIOTS.

L'amour le plus vif du prochain a seul pu inspirer
la pensée de combattre l'idiotie ; les infortunés dans
cet état ont été traités, pendant des siècles, comme
un objet de répulsion, ou considérés comme incapables de recevoir aucun amendement ; à peine s'ils
étaient regardés comme des êtres humains ; et, s'ils
étaient recueillis quelque part, ils y étaient relégués

dans quelque coin obscur et abandonnés. Dans certaines contrées enfin et dans certains temps l'idiotie était la maladie *sacrée*, c'eût été profaner que de la combattre.

Il s'est trouvé des personnes, mues par des sentiments charitables, pour entreprendre de relever ces malheureux infirmes; les résultats satisfaisants obtenus par leurs efforts les ont encouragés, et des écoles pour les idiots ont été fondées dans plusieurs villes: nous avons visité l'une de ces écoles située dans un bâtiment isolé, à une petite distance de Berne; les maîtresses ont bien voulu faire exercer devant nous ces élèves d'un genre tout particulier; nous avons pu constater les degrés d'initiation par lesquels des enfants entrés à l'établissement, dans un état d'idiotie complète, sont ramenés à la conscience d'eux-mêmes, aux idées d'ordre et de discipline, à la conquête enfin de certaines facultés qu'on aurait pu croire impossible de faire naître ou d'éveiller en eux. Un bon nombre non-seulement sont devenus d'une direction facile, mais savent se rendre utiles dans l'établissement.

Il n'est donc point d'être humain, aussi déshérité qu'il soit ou paraisse l'être, en qui ne puisse pénétrer la lumière de l'intelligence; mais, pour ce faire, il faut savoir et vouloir avec autant de tact que de dévouement, deux qualités fondamentales qu'on trouve partout en Suisse.

L'honneur, disons-le, d'avoir prouvé expérimentalement, le premier, l'éducabilité des idiots, revient à Itard qui parvint à civiliser, jusqu'à un certain point, celui qu'il appelait son *sauvage de l'Aveyron*.

Après cette démonstration, les Docteurs Ferrus et Falret, le premier en 1828, le second en 1831, essayèrent de fonder des écoles pour les idiots, dans leur services de Bicêtre et de la Salpêtrière; nous nous rappelons ces premiers essais, ils aboutirent, entre ces mains habiles, à classer leurs élèves d'après le degré d'aptitude et de curabilité.

Grâce aux efforts de ces savants, et depuis la loi de 1838, en France, sur les aliénés, les idiots, au lieu d'être confondus comme autrefois avec les fous dits incurables, forment une section à part, ils sont l'objet de soins et de traitements qui ont eu, maintes fois, des résultats presque inespérés. Nous devons citer aussi avec honneur les noms de MM. Séguin et Lavallée, les instituteurs les plus zélés des idiots.

LES CRÉTINS.

Le crétinisme a été constaté en un grand nombre de lieux, mais nulle part, peut-être, il ne s'est présenté dans des proportions aussi considérables qu'au sein de plusieurs des cantons de Suisse.

On comprend ainsi comment ce pays, appelé par certains auteurs la terre classique du crétinisme, a été le théâtre des études les plus approfondies, en vue de mieux connaître et de combattre cet état.

Nous n'avons point ici à décrire le crétin, dont la triste peinture a été faite partout ; nous nous bornerons à dire que lorsque l'affection est au degré le plus complet, le crétin est au-dessous de l'idiot, et que, dans ce cas, il constitue un véritable monstre chez lequel il y a privation totale de la faculté de penser. Le docteur Cerise a décrit cet état de la manière suivante : « dans le degré inférieur, le crétin ne peut ni se déplacer, ni faire un signe, ni mouvoir ses paupières ; il ne grandit pas, il vieillit sans puberté et sans adolescence, *il ne sait pas même manger*. Un grognement semblable à celui du cochon est à peu près le seul bruit qu'il fasse entendre, annonçant mieux une sensation pénible qu'une atonie des muscles de la respiration et le râle bronchique par accumulation de mucosités ; ses cris ne varient jamais : c'est une voyelle suivie brusquement d'une sorte de hurlement. »

Heureusement le crétinisme est loin de présenter constamment cette forme désespérante ; souvent il est incomplet, chez l'enfant surtout ; et dans ce cas il y a encore des degrés divers contre lesquels l'action combinée de la médecine et de l'éducation, autrement dit, un traitement médico-pédagogique, peut arriver à guérir cette cruelle infirmité, à la faire rétrograder, à l'arrêter au moins dans sa marche funeste.

Deux choses sont essentielles à apprécier : l'état que présente le crétin comme individu, les causes particulières ou générales qui engendrent et entretiennent le crétinisme.

L'étiologie du crétinisme a été traitée par de nombreux savants : de Saussure, Fodéré, Bénédict, de Humboldt, Boussingault, Cerise, et d'autres ont tour à tour examiné la part d'influence attribuée à la qualité des eaux, à la topographie, à la constitution de l'air. Nous n'entrerons pas dans la discussion de ces opinions, dont plusieurs ont été l'objet de controverses entre leurs divers auteurs.

La crudité des eaux servant de boissons, la présence de sels calcaires, l'absence réelle ou supposée de l'oxygène, de l'iode, dans les eaux des diverses contrées où le crétinisme est endémique, ont un rôle fort contesté, nié même par beaucoup d'observateurs.

Mais il est un fait constaté et reconnu par tous, c'est que les vallées profondes, humides, étroites et obscures, sont le siége à peu près exclusif du crétinisme, à l'état endémique, dans une population mal nourrie, mal logée, mal vêtue, généralement privée de travail, et vivant comme en dehors de la civilisation.

Une opinion longtemps répandue, mais complétement abandonnée aujourd'hui, est le rapport de cause à effet, considéré comme obligé, entre le goître et le crétinisme. Nous avons vu nous-même nombre de crétins ne portant pas de trace de goître ; inutile de dire que l'on rencontre, tous les jours, des gens qui, nonobstant un goître volumineux, jouissent au plus haut degré de toutes leurs facultés intellectuelles ; de plus le crétinisme est rare dans beaucoup de pays où le goître est endémique ; toutefois la concomitance du goître et du crétinisme se retrouve dans plusieurs lieux, mais, alors même, le volume du goître est loin d'être en rapport avec le degré de crétinisme.

Ces deux affections peuvent donc exister, absolument indépendantes l'une de l'autre, dans les contrées même où sont les crétins; la Savoie en particulier en donne la preuve : nous avons observé là des goitres énormes, chez des femmes du peuple notamment, dont la poitrine était envahie et en grande partie recouverte par ces bronchocéles, nous avons conversé avec elles et nous avons trouvé leur intelligence aussi nette, aussi développée que chez les autres femmes de la même condition.

Mais prenant les crétins avec leur infirmité bien établie, notre intention est de démontrer ce qu'il est possible de faire, ce qui a été fait pour eux.

Tous les médecins qui les ont étudiés attentivement ont reconnu que l'état d'un grand nombre était susceptible d'éducation. Foderé avait l'un des premiers exprimé cette pensée; il indiquait même certains procédés à mettre en œuvre pour arriver à ce résultat, pour améliorer au moins leur condition. Le docteur Iphosen, envoyé par le gouvernement de Saxe pour étudier la question du crétinisme en Suisse, se prononçait hautement, dès 1817, pour la fondation d'instituts particuliers destinés aux crétins; il conseillait de les établir sur des lieux élevés, au milieu de l'air libre et sain. Un médecin suisse, le docteur Guggenbulh, réalisa cette pensée, en 1840; il fonda alors un établissement près d'Interlaken, canton de Berne, sur le plateau de l'Abendberg, situé à 1000 mètres au-dessus du niveau de la mer ; il y reçut en quelques années quatre-vingts enfants crétins. Après avoir été soumis à son traitement, un tiers d'entre eux étaient maîtres de l'instruction élémentaire, leurs forces physiques et leur intelligence étaient assez développées pour leur permettre de suivre les écoles publiques, apprendre un état, ou s'appliquer aux travaux agricoles et domestiques.

La méthode de traitement du docteur Guggenbulh, dont nous avons eu l'avantage d'avoir communication pendant un de nos séjours à Interlaken, a trop d'importance, elle a amené de trop bons résultats pour que nous ne pensions pas utile de l'indiquer.

Le premier soin était d'agir sur la constitution et de la fortifier. L'air pur des montagnes et une nourriture substantielle étaient des préliminaires indispensables pour atteindre ce but. Le lait de chèvre doué, dans ces contrées, d'une vertu aromatique toute spéciale, était d'un grand secours pour l'alimentation. Les préparations ferrugineuses, le quinquina, les toniques étaient administrés ; on usait aussi des eaux de Wiedegg, situées dans le voisinage et administrées en boisson ; les bains froids étaient mal supportés, mais les bains et les lotions aromatiques étaient très-favorables : à l'action du bain et pendant sa durée on se servait d'un appareil de rotation magnéto-électrique de grande force. La gymnastique venait à son tour exercer les forces des jeunes malades, à l'aide d'exercices bien entendus.

Après les indications de l'ordre physique, M. Guggenbulh mettait en pratique le traitement moral. D'abord l'éducation des sens : l'ouïe est assez fine chez la plupart des crétins, on parvient facilement à leur faire prononcer des mots qu'on leur a souvent répétés et à remplacer ainsi, par un langage articulé, leurs sortes d'anciens mugissements ; comme pour l'éducation des sourds-muets, on s'efforce de faire remarquer au jeune crétin les inflexions que forment les lèvres, lorsqu'on leur parle, afin qu'ils les imitent pour redire les mêmes mots. Le sens de la vue offre moins de ressources, car lorsqu'il y a, comme cela arrive souvent, strabisme, myopie, on a de la peine à exercer sur eux une action soutenue.

Quant au toucher, on l'exerce chez les crétins pour fixer leur attention, lorsqu'on leur fait articuler des lettres, en mettant entre leurs mains des caractères de bois représentant ces lettres et avec lesquels on leur apprend à former des mots.

L'odorat et le goût sont peu développés ; on les excite, soit par des agents chimiques, soit par diverses substances alimentaires.

Cette première éducation est mise à profit pour

modifier les penchants vicieux des crétins: ainsi on s'efforce de modérer la voracité qui les porte à tout mettre dans leur bouche; par les exercices gymnastiques et les occupations qu'on leur crée, on éloigne les propensions érotiques si funestes pour eux. On cherche à rendre leur caractère affectueux et social, à en faire disparaître ce qu'il a de timide et de peureux, et ce qu'il peut avoir de hargneux et de méchant. On s'attache surtout à développer les dispositions que les enfants paraissent montrer pour certains arts.

Pour tirer les qualités intellectuelles de leur assoupissement, on étudie les sentiments moraux et on cherche à les développer dans une bonne direction.

Cette méthode, suivie avec persévérance, a fourni des résultats remarquables. Les crétins les plus bruts ne sont pas absolument incurables; à force de s'occuper de ces infortunés, on leur apprend à parler, à chanter, à lire, écrire,. compter, à tracer des dessins. Plusieurs crétins se distinguent par des *talents mécaniques*, les uns dessinent, d'autres construisent de merveilleux châteaux de cartes.

L'important est de pouvoir tirer parti, en les dirigeant, des dispositions qu'ils présentent; on trouve une preuve de ce que l'on peut attendre de ces efforts, dans les travaux du crétin Mind, le peintre de Berne, qui a fait de remarquables tableaux de chats, où il a même su mettre de l'esprit.

En résumé, le traitement de M. Guggenbuhl consiste à donner à la créature humaine la conscience des principes qui sont la base de ses facultés, et à favoriser ainsi le développement du sens intellectuel. On commence par faire saisir la comparaison, les analogies et les dissemblances entre les objets, en procédant par degrés de grandeur, de couleur, de forme, de substances, de parties, etc., ensuite on résume ces jugements pris en détail, pour en composer une idée générale, et on fait découler certaines conséquences de ces idées générales.

Si la curabilité des crétins pouvait être encore l'objet d'un doute dans quelques esprits, ce doute devra disparaître après avoir lu ce qu'a écrit sur lui-même et sur son propre frère, le docteur Odet, qui exerçait la médecine dans le Valais.

« Un savant médecin, dit-il, que je me glorifie d'avoir pour proche parent, est venu à bout de me remettre au rang des hommes, de crétin au premier degré que j'étais. J'avais été confié, par suite de circonstances urgentes, à des mains mercenaires, à l'âge de trois ans et demi, et j'y étais resté pendant l'espace de deux ans. C'est aussi en fortifiant le physique qu'on développa peu à peu l'intelligence de mon plus jeune frère qui, encore à la mamelle, fut séparé de ma mère par ordre du médecin, et ne fut repris qu'au bout de deux ans et demi, époque de son rétablissement. Quoiqu'on le visitât souvent, le crétinisme frappait lentement ses facultés intellectuelles, sous le masque de quelques maladies compagnes de l'enfance. Rentré à la maison, on ne fut pas peu surpris du danger qui le menaçait : on mit tout en œuvre, mais le mal avait déjà pris de profondes racines ; il était au second degré. Il fallait du temps et de la patience. On ne se découragea pas : et à huit ans, il commença à se faire comprendre ; à neuf, il articula des phrases entières, et à onze, il se trouva à même d'aller au collége. »

Il est certain que le traitement agira d'autant mieux que les enfants qui seuls peuvent en être l'objet seront plus jeunes, et on ne peut songer à guérir les adultes. Les deux premières années de l'existence sont, d'après M. Guggenbuhl, les plus favorables pour le traitement ; quant à ceux qui sont plus âgés, le degré de guérison et de développement se mesure particulièrement sur celui de leur capacité à articuler des sons.

Après la septième année de leur âge ; si les enfants continuent à être soumis à un traitement rationnel, ils n'ont plus de rechute.

M. Guggenbulh est d'avis que le traitement du crétinisme curable exige de trois à six ans ; il a remarqué que l'amélioration arrivait souvent par saccades.

L'institut fondé par le docteur Guggenbulh à l'Abendberg, fonctionna pendant une quinzaine d'années, il rendit les services les plus signalés aux crétins qui y étaient soignés, il montra à la science la voie qui devait être suivie pour combattre une infirmité considérée comme incurable ; mais des entreprises semblables demandent avant tout, pour les diriger, des hommes aussi dévoués qu'instruits : nous avons le regret de dire qu'après M. Guggenbulh, l'établissement de l'Abendberg fut délaissé ; depuis dix ou douze ans, il n'existe plus.

Ce n'est pas que les procédés du docteur Guggenbulh n'aient fait leurs preuves et n'aient convaincu ceux qui les ont connus ; loin de là, ils sont appliqués avec les mêmes succès aujourd'hui encore, mais sur des individus pris isolément, par des précepteurs spéciaux, non plus dans de grands établissements. Les esprits ont porté toute leur attention plus encore vers la destruction du *crétinisme* endémique que sur le traitement de quelques crétins. Les causes de cette endémie reconnues appartenir à l'ordre physique et à l'ordre économique et social, de partout on s'est mis à l'œuvre pour combattre simultanément les unes et les autres.

Percement de routes, endiguement des torrents, des rivières et des fleuves, desséchement des marais, défrichement des bois en certains lieux, reboisement en certains autres, culture des terres, reconstruction des habitations dans des conditions meilleures, travaux de diverses sortes procurés aux populations croupissant auparavant dans l'inertie et la misère : voilà les mesures d'ensemble poursuivies chaque jour avec une ténacité sans égale, avec une ardeur croissante. A ces mesures se joint l'instruction portée jusque dans les hameaux isolés, apprenant non-seulement à lire et à écrire, mais les règles de l'hygiène, et en première ligne, les préceptes de la propreté, les principes et les lois de la sociabilité.

Les efforts les plus soutenus parviennent chaque jour à faire abandonner aux pauvres familles l'habitation de ces étroites et sombres vallées dans lesquelles le soleil ne pénètre jamais ou quelques minutes à peine, comme nous l'avons constaté dans certaines gorges du Valais traversées par la route du Simplon. On prépare à ces familles des logements convenables construits sur les côteaux et dans une bonne exposition, on leur crée des travaux des champs ou de quelque ingénieuse industrie, qui les occupent et leur procurent des ressources à l'aide desquelles toute leur existence est transformée, depuis leur alimentation jusqu'à leurs vêtements.

Voilà comment procède la civilisation en Suisse, comment elle fait reculer devant elle la misère, l'ignorance, les maladies, même réputées incurables. Toute la vallée du Rhône était autrefois remplie de crétins; aux environs de Martigny, un village, la Baltiaz, avait à cet égard la réputation la plus triste et la plus justifiée: à peine y trouvait-on quelques individus ayant leur développement normal. Aujourd'hui sa population triplée n'offre plus un seul crétin. Toutes les statistiques, tous les documents démontrent la diminution rapide et, en beaucoup de lieux, la disparition complète du crétinisme.

N'est-ce pas là une des plus belles, une des plus nobles conquêtes dues aux principes, à l'énergie d'un peuple qui, pour être à la hauteur de ses institutions, a compris que son premier devoir était d'extirper les germes funestes qui empoisonnent l'existence physique et morale de l'homme.

Cet exemple devrait être suivi dans les grandes villes où il n'est pas rare de trouver un crétinisme produit des mauvaises conditions physiques et morales des populations encombrées, vivant dans des carrefours obscurs aussi funestes que les gorges étroites des Alpes.

L'atmosphère humide, saturée d'influences pernicieuses, l'absence des rayons solaires, une nourriture insuffisante, pauvre en substance animale, la privation de culture intellectuelle, le manque de propreté, tel est le mode d'être qui pervertit l'hématose et engendre une dyscrasie scrofuleuse, rachitique, compliquée de chlorose et de stupidité de l'intelligence et des sens, un véritable crétinisme enfin, aussi funeste que celui de la Suisse et de la Savoie, et contre lequel les mêmes armes devraient être employées.

J'aurais à exposer d'autres et importantes considérations sur le crétinisme, mais je ne fais point ici un traité *ex professo;* j'ai peut-être même, en raison de la nature de mon travail, donné un développement un peu long à ce chapitre; mais le sujet était si bien en situation, parlant de la Suisse, que j'ai cru pouvoir m'éloigner, en cette circonstance, des limites que je me suis imposées, dans les indications sommaires que je cherche à fournir.

L'ALIÉNATION MENTALE

ET LES

ASILES D'ALIÉNÉS EN SUISSE.

L'aliénation mentale s'est montrée dans tous les temps, dans tous les pays, elle a nécessairement offert des formes différentes, suivant les races, les mœurs, les climats; mais, ce qui ne pourrait être signalé avec trop d'insistance, c'est la façon dont les fous ont été considérés et traités aux différentes époques traversées par l'humanité.

Je ne rappellerai que pour mémoire les fureurs de Saül et la harpe de David : mais, au temps même de Platon, la folie était regardée comme un châtiment infligé par les dieux; les Égyptiens avaient professé cette doctrine, ils avaient multiplié les temples où les prêtres mettaient en œuvre des procédés mystiques ou empiriques et déployaient tous les prestiges de leur culte, pour combattre la folie.

Ces croyances passèrent chez les Grecs et chez les Romains où le traitement de la folie se pratiquait uniquement par des cérémonies religieuses. On procédait ainsi, même après les sages conseils d'Hippocrate qui avait démontré les dangers, l'inanité au moins des pratiques superstitieuses.

Au moyen âge, les fous, considérés comme des possédés du démon ou des sorciers, étaient traités comme tels, par l'exorcisme ou le bûcher.

Après ces temps d'ignorance et de barbarie, après l'abandon de pratiques aussi absurdes que cruelles, les malheureux aliénés restèrent, pendant des siècles encore, l'objet de terreurs bien plus que de pitié.

Une seule pensée semblait animer, à leur égard, ceux qui dirigeaient les sociétés : séquestrer les aliénés. Cette séquestration était de nature à faire à ces infortunés une situation comparable à l'enfer de Dante : pour eux comme pour les damnés on pouvait dire ; *Lasciate ogni speranza, voi ch'intrate.*

Un pareil état de choses ne pouvait cependant pas s'éterniser. Colombier avait, dès 1785, appelé l'attention du gouvernement français sur le régime déplorable des établissements où étaient enfermés les aliénés ; ce médecin indiquait les réformes à apporter, les conditions à créer pour le traitement curatif de la folie.

Le philanthrope Howard publia, de son côté, en Angleterre, un récit émouvant du spectacle qui s'était offert à lui, lorsque visitant les prisons d'Europe, il y avait vu partout les aliénés confondus avec les criminels, chargés de chaînes, et traités avec plus de dureté encore que ceux-ci.

Les écrits de Howard produisirent une grande et salutaire impression en Angleterre, ils furent l'origine d'importantes réformes apportées dans ce pays, au régime des aliénés.

Vers la même époque les mémoires de Ténon, sur les hôpitaux de Paris, où il décrivait la manière dont y étaient traités les fous, les travaux de Cabanis et d'autres médecins, sur le même sujet, leurs appels incessants aux sentiments d'humanité envers les aliénés, trouvèrent de l'écho en France, où les grands principes que devait bientôt consacrer la la révolution de 1789, germaient dans tous les esprits.

Aussi, les rapports de Larochefoucault-Liancourt, à l'Assemblée constituante, rapports où il exposait les misères, les souffrances, l'abandon au milieu desquels végétaient et succombaient les êtres dont l'intelligence était troublée ou pervertie, furent suivis de mesures destinées à changer complètement les conditions déplorables dans lesquelles ces infortunés étaient maintenus.

L'immortel Pinel, placé à la tête du service de Bicêtre, se voua tout entier à l'œuvre de réparation et de délivrance ; en dépit des préjugés si profondément enracinés, il fit débarrasser les aliénés de leurs chaînes, et les éleva, comme on l'a dit si justement, à la dignité de malades.

C'est en cette dernière qualité que la science s'occupa d'eux et qu'elle pût instituer les traitements en rapport avec les formes et les degrés de la folie.

Mais, que de choses étaient à faire, que de difficultés matérielles et morales à vaincre ! affranchir les aliénés des préventions et des erreurs dont ils étaient victimes ne suffisait pas ; la folie, si peu connue dans ses formes multiples. si mal appréciée par conséquent, réclamait des études assidues, suivies avec autant de persévérance que de discernement. La psychiatrie dut être constituée dans tous ses éléments. Cette science, cultivée par les plus grands esprits, à la tête desquels il n'est que juste de citer Esquirol, l'élève et le continuateur de Pinel, entra dans des voies de plus en plus sûres, et bien que soumise encore, à l'heure qu'il est, à des controverses, comme le sont d'ailleurs d'autres branches des sciences médicales, ses conquètes immenses, ses progrès continus, témoignent du zèle des médecins aliénistes, et de la valeur de leurs études.

C'est grâce aux efforts de ces savants que les pouvoirs publics ont compris les devoirs qui incombent à la société, à l'égard des aliénés.

Un même travail de réformation et de progrès s'est produit dans toutes les contrées de l'Europe ; des législations qui se perfectionnent encore chaque jour ont enfin apporté aux aliénés les garanties et l'assistance qui leur sont dues.

Ce n'est pas le lieu d'exposer les phases traversées par ces législations, encore moins de discuter le degré de supériorité ou d'infériorité de chacune d'elles : l'important était d'établir, ce qui est reconnu universellement aujourd'hui : que l'aliéné était un malade, le plus digne de sollicitude et de soins, et capable, sous une sage et habile direction, de reprendre une place respectable et utile au milieu des autres membres de la société.

Cette doctrine est en vigueur dans toutes les parties de la Suisse ; elle a servi de règle dans les nombreuses institutions fondées en faveur des aliénés.

Les principaux établissements que nous avons visités nous ont montré une émulation des plus louables pour perfectionner les moyens de traitement.

Chaque canton jouit, en vertu de son autonomie et des lois qui lui appartiennent, d'une indépendance complète dans l'institution, l'organisation, le mode de fonctionnement des services d'assistance publique; les asiles d'aliénés, en particulier, fournissent la preuve de cette indépendance en même temps que celle des progrès dus à l'initiative des pouvoirs locaux et des associations philanthropiques.

Les cantons offrent, on le sait, de très-grandes différences entre eux, quant à leur population, et, par conséquent au nombre des aliénés : les formes même de l'aliénation y varient, suivant les diverses localités où on l'observe.

Le mode de construction, le développement à donner aux asiles doivent nécessairement se ressentir de ces différences; aussi voit-on, en Suisse, les deux systèmes d'établissements, grands et petits, qui, parmi les aliénistes, ont eu chacun leurs partisans plus ou moins exclusifs.

D'anciens couvents ont été affectés primitivement à des asiles d'aliénés; la plupart ont été reconnus ou impropres à cette destination ou insuffisants; quelques-uns subsistent encore en cette qualité, mais seulement dans des localités spéciales ou dans des conditions exceptionnelles : l'asile de Pfeffers, par exemple.

Le plus grand nombre des asiles cantonaux fonctionnant aujourd'hui, ont été construits depuis une trentaine d'années : tels sont ceux de Soleure, Zurich, Argovie, Thurgovie, Lucerne, Berne, Neufchâtel; celui de Lausanne a été ouvert l'an dernier, et Fribourg met la dernière main au sien.

Dans l'édification de ces asiles on s'est pénétré de la pensée, que ces établissements étaient, avant tout, destinés au traitement des aliénés et non à créer des refuges pour des incurables.

Mieux les conditions générales et particulières seront offertes pour le traitement, plus les guérisons seront nombreuses. La science ne peut agir efficacement que là où rien n'entrave son action, où tout, au contraire, concourt à lui permettre ses applications sous toutes les formes.

Pour remplir ces conditions les questions à résoudre étaient nombreuses; nous allons énumérer les principales d'entre elles. D'abord le choix du lieu : il devait être d'un accès facile, d'un aspect qui n'ait rien de repoussant, sur un terrain exempt de marécages, possédant de l'eau de bonne qualité pour les boissons et la préparation des aliments, et en quantité suffisante pour les services des bains et de la salubrité.

L'isolement : c'est-à-dire la situation hors des villes, mais en même temps à proximité, en raison des ressources offertes par ce voisinage.

L'adjonction de terrains les plus vastes possible, pour créer et fournir des occupations agricoles aux aliénés.

La construction des bâtiments avec des divisions aussi nombreuses que l'exigent les divers services, permettant de classer les malades suivant le genre et le degré de leur affection, avec des quartiers pour les agités, bien séparés et éloignés des tranquilles.

Un principe fondamental était de confier constamment la direction de l'asile à un médecin.

Ces dispositions répondent aux principales questions posées à l'égard des aliénés, c'est à les remplir qu'on s'est attaché de plus en plus en Suisse.

Les lois émanant des pouvoirs cantonaux ont réglé, avec un grand esprit de justice et de prévoyance, les conditions d'admission des aliénés dans les asiles, les obligations des familles, celles des communes, celles de l'état. Ces lois ont formulé toutes les garanties civiles et morales à l'égard des personnes placées dans les asiles ; des inspecteurs spéciaux en surveillent l'exécution, ils reçoivent annuellement des rapports généraux fournis par les directeurs; ceux-ci leur adressent en outre des rapports particuliers, toutes les fois qu'ils leur sont réclamés ou que des circonstances accidentelles les rendent nécessaires.

Comment s'est élevé en Suisse un aussi grand nombre d'asiles d'aliénés, comment sont-ils entretenus? A cette question il y a plusieurs réponses à faire.

La générosité privée a joué un grand rôle dans la fondation des asiles : ainsi le magnifique établissement de Préfargier, près de Neufchâtel, a dû son érection, en grande partie, aux sacrifices personnels d'un homme de cœur, M. Meuron. L'esprit d'association a contribué largement à l'institution de plusieurs asiles, celui de Zurich notamment, où l'on voit, dans la salle d'introduction, un tableau contenant les noms de nombreux souscripteurs parmi lesquels figurent des personnes de toutes les conditions sociales. Celui de Soleure (la Sosegg), fondé en 1860, a reçu, à lui seul, plus de 200 mille francs de dons Ce canton compte à peine 74,000 habitants. La *Waldau*, près de Berne, a obtenu une subvention considérable de la riche administration des hospices de l'*île*. Les budgets cantonaux ont généralement un chapitre consacré aux services des aliénés.

A ces ressources se joignent celles provenant du prix des pensions payées par des familles riches ou aisées, par les communes auxquelles appartiennent les aliénés pauvres, et enfin le produit des travaux divers, spécialement ceux de la culture, faits par les aliénés eux-mêmes.

Nous ne parlons ici que des asiles publics; il existe, en Suisse, des asiles privés comme dans les autres pays, ils fonctionnent sous l'empire des mêmes lois. Quant à leur administration financière ils ne relèvent que d'eux-mêmes, bien que certains d'entre eux reçoivent de communes voisines quelques malades entretenus par celles-ci.

Nous avons dit que les divers plans de construction ont été adoptés suivant la population, les ressources ou les prédilections des cantons; dans certains cantons les bâtiments sont tous en rez-de-chaussée, dans d'autres ils ont deux étages. Chacun de ces systèmes a certains avantages et aussi des inconvénients; l'intelligence du directeur, la bonne organisation du service savent profiter des uns et remédier aux autres.

Règle générale, la supériorité d'un asile d'a-liénés se constate par les divisions les mieux entendues, et les plus multiples des classes de malades.

Le personnel est le point le plus important, celui qui a l'influence la plus haute sur le caractère d'un établissement, sur les résultats à en obtenir. Aussi cette question a-t-elle été, en Suisse, l'objet de mesures très-réfléchies.

A la tête de chaque asile est placé comme directeur un médecin ; ses attributions et ses pouvoirs s'exercent sur toutes les branches de l'administration, elles sont définies dans un règlement général, arrêté par les autorités cantonales ou par les fondateurs de l'œuvre.

Le directeur a, pour l'assister, et sous ses ordres, un ou deux médecins-adjoints et quelquefois des élèves internes.

Les gens de service ne sont admis qu'avec la plus grande circonspection ; on les choisit parmi les personnes offrant les meilleures garanties morales ; ils sont inscrits d'abord comme postulants, puis on les emploie à titre de suppléants, et avant d'être admis d'une manière définitive, ils sont initiés, par une instruction spéciale, à la mission et aux devoirs qu'ils auront à remplir.

Une hiérarchie régulière est établie entre ces divers gardiens ; ils sont, à titre d'ancienneté et sur les bonnes notes qu'ils ont méritées, élevés successivement à de nouveaux grades, et obtiennent en même temps une rémunération en rapport avec leurs fonctions.

Les *surveillants* sont pris parmi les plus intelligents et les plus zélés; la situation faite à ces derniers est très-convenablement rétribuée.

Souvent le mari et la femme sont au service du même asile, ils ont des logements confortables, et une pension de retraite leur est accordée, après de longs et honorables services. L'autorité du directeur sur les fonctionnaires, employés, ou gardiens de l'asile, s'étend jusqu'à interdire à tous de servir d'intermédiaire entre les malades et l'extérieur, pour quelque service que ce soit, sans avoir obtenu son autorisation.

La discrétion la plus absolue est recommandée à tout le personnel de l'asile et aux visiteurs; le règlement la signale comme un devoir important à l'égard des malades et des familles; ils prescrivent qu'aucun acte, aucun propos des malades ne soit l'objet de conversation entre les employés, à l'extérieur et même à l'intérieur de l'asile.

Nous avons exposé les principes qui président à l'institution des asiles, indiqué les ressources qui les entretiennent, leur mode de construction, leur organisation ; nous allons nous occuper des procédés mis en pratique pour le traitement des aliénés.

Ce chapitre, le plus essentiel, mérite que nous rappelions, en quelques mots, quels étaient les anciens procédés, à l'aide desquels on a, pendant de longues années, traité l'aliénation mentale ; nous ne remonterons pas, bien entendu, au delà de l'époque où ce genre d'affection a été considéré comme étant essentiellement du ressort de la médecine.

Les traitements, bien que mettant en jeu des agents divers, se rapportent, en dernière analyse, à deux modes : l'un physique, l'autre moral.

Les médecins reconnurent en effet que les causes de l'aliénation appartenaient tantôt à des altérations matérielles, tantôt à un ébranlement moral de l'organisme, ces deux causes se confondant d'ailleurs parfois ; d'où les aspects les plus variés dans les formes affectées par l'aliénation mentale ; plusieurs même se succèdent les unes aux autres.

On comprend ainsi qu'avant de recourir à un mode de traitement quelconque, la première chose à faire, est d'asseoir son diagnostic sur la nature d'aliénation à combattre, sur la classe à laquelle elle appartient. Mais cela ne suffit pas, on doit encore étudier, dans chaque individu, son tempérament, ses antécédents héréditaires et autres, son genre de vie, les affections qu'il a pu subir avant de devenir aliéné, et enfin le degré d'intensité que présente son état actuel.

Telles sont les bases rationnelles d'un traitement conforme aux exigences de la maladie.

Que penser maintenant de la série innombrable des *spécifiques* préconisés contre la folie : le plus célèbre, le plus ancien parmi eux, est l'hellébore : son usage remonte aux temps mythologiques, puisqu'on raconte qu'Hercule fut guéri par l'hellébore d'une maladie mentale, et que le berger Mélanpe, qui nourrissait ses chèvres avec cette renonculacée, administra leur lait aux filles de Prœtus et les guérit de la folie dont les avait frappées la colère de Bacchus. Combien d'autres substances ont été et sont encore accréditées auprès de certains esprits incapables de chercher et de voir au fond des choses. Le simptôme seul fixant l'attention, c'était à un agent spécial, à un spécifique que, pendant des siècles, on songeait à avoir recours.

En dehors des spécifiques, les doctrines régnantes, en médecine, ont souvent exercé une influence fâcheuse sur le choix des procédés de traitement. C'est ainsi que la saignée, les purgatifs, les vomitifs, l'opium, les sétons, les vésicatoires, les moxas, les bains, les douches, l'électricité, et jusqu'au magnétisme, ont été tour-à-tour considérés comme des procédés héroïques contre la folie et employés par ceux-là même qui se livraient plus spécialement à la médecine mentale.

La multiplicité, l'antagonisme de ces moyens montrent combien d'études et d'efforts ont été nécessaires pour constituer une véritable psychiatrie, pour la dégager du chaos produit par l'empirisme ou par l'esprit de système.

Si nous envisageons ces nombreux remèdes suivant les propriétés dont ils jouissent, nous trouvons qu'ils comportent, à peu près au complet, la thérapeutique employée contre les maladies de toutes sortes. Et s'il est vrai qu'en certains cas ils aient agi efficacement, il faut en conclure que les aliénés traités par des procédés aussi contraires, devaient être atteints d'affections de natures très-différentes entre elles.

Parmi les causes qui ont entretenu les erreurs les plus fatales, il faut signaler la confusion faite entre des états morbides essentiellement différents ; confusion qui allait jusqu'à faire considérer ces états comme une seule et même maladie qu'on s'imaginait avoir suffisamment définie en la dénommant *la folie*; c'était retomber dans l'enfance de l'art, c'était laisser de nouveau le champ libre à toutes les conceptions, à toutes les pratiques les plus opposées à une saine observation : celle-ci enseigne la nécessité de multiplier, au lieu de les restreindre, les divisions dans l'aliénation mentale; c'est à cette condition seule qu'un traitement rationnel pourra être institué.

Dans les maladies mentales, plus encore peut-être que dans les autres affections, la connaissance des individualités morbides est la seule base d'une bonne thérapeutique; ainsi les difficultés se présentent plus nombreuses pour la psychiatrie. En effet, si dans les maladies ordinaires les symptômes appartiennent généralement à l'ordre physique, dans la folie les uns sont de l'ordre physique, d'autres de l'ordre moral, et quelquefois ces derniers sont les seuls dont il soit possible de constater l'existence. Aussi le traitement doit-il être suivant les indications, plus particulièrement physique ou moral.

C'est sans aucun doute aux impressions morales qu'avaient recours les Egyptiens, les Grecs, les Romains dans leurs pratiques religieuses : on ne peut douter que quelques guérisons n'aient été obtenues par eux; mais, encore une fois, c'était là l'empirisme le plus incapable de guider dans le traitement d'une maladie comme la folie.

De nos jours, le traitement moral de la folie a été

appliqué avec autant de discernement que de zèle par les psychiatres les plus éminents, notamment par le regretté docteur Leuret, directeur de Bicêtre, M. Falret et d'autres ; mais si le choix des agents contre les altérations matérielles présente fréquemment des difficultés, les conditions à remplir, dans l'emploi des moyens moraux, exige infiniment plus encore de tact et de persévérance.

Ces moyens, du reste, ne peuvent être enseignés dogmatiquement ; ils varient nécessairement au contraire, non-seulement suivant l'état particulier du malade, mais aussi suivant le caractère et l'esprit du médecin qui les applique. On ne peut formuler à cet égard que des principes généraux. Le savant aliéniste, M. le Dr Legrand du Saule, a fait admirablement ressortir, dans son beau travail sur le délire des persécutions, la sagacité si nécessaire au médecin, pour diriger un traitement moral.

La folie ayant évidemment des caractères différents, les établissements où l'on traite cette affection, doivent fournir les ressources propres à combattre la maladie d'après la forme qu'elle affecte ; ils doivent surtout être dirigés par des hommes d'une science profonde et d'un caractère supérieur.

S'il est un ordre de maladies qui comporte des études et des connaissances spéciales, assurément

c'est l'aliénation mentale. Comment se fait-il alors
que l'enseignement de cette branche si importante
de la médecine soit comme absent dans de nombreux
et grands centres d'instruction médicale, et que, dans
les lieux rares où il se pratique, un nombre infime
d'élèves y participe ou croie seulement nécessaire de
se livrer à ce genre d'études? Il en est cependant
ainsi; il en résulte une regrettable lacune dans
l'instruction de beaucoup de médecins et, par conséquent, des idées fausses, des doctrines erronées
qui du public médical se répandent nécessairement
dans le public en général, au grand détriment des
législations sur les aliénés et de la bonne organisation des services propres à soigner ces malheureux.

En Suisse, les choses se passent tout autrement
que dans la plupart des pays d'Europe; chacune des
quatre universités actuelles a dans son voisinage un
établissement d'aliénés; à la tête de ces établissements, sont des hommes du plus grand mérite, tous
ayant fait leurs preuves : les directeurs de ces asiles enseignent la psychiatrie aux élèves des universités sous la forme théorique et clinique. Aucune
entrave, aucune idée mesquine ne gênent cet enseignement professé avec autant de convenance que de
science. Les malades n'ont rien à souffrir des dé-

monstrations dont ils sont l'objet; le directeur-professeur et ses *adjoints* approfondissent eux-mêmes avec plus de soin l'état de leurs malades, obligés qu'ils sont de le définir plus nettement pour leur enseignement. C'est ainsi que le nombre et le mérite des médecins aliénistes s'accroissent sans cesse, en Suisse; mais ce qui contribue à y constituer la supériorité de la psychiatrie, c'est que dans ce noble pays, l'ambition des hommes placés à la tête des établissements d'aliénés est toute dirigée vers l'accomplissement du devoir, vers la satisfaction d'être utiles à la science et à l'humanité. Les honneurs, objet des convoitises d'un si grand nombre d'hommes, même parmi les savants hélas! sont là ou inconnus ou négligés; la fortune n'est pas non plus enviée par ceux qui savent se contenter d'une existence calme et modeste, de situations sans éclat ; nous avons été, dans nos entretiens avec ces hommes de bien, profondément touché des sentiments de désintéressement dont ils ne faisaient pas parade, mais qui se retrouvaient dans les pensées qui préoccupaient leur esprit, aussi bien que dans le peu de profit matériel attaché à leurs fonctions si graves, si pénibles et en même temps si utiles.

Il est vrai que la considération publique dont sont entourés les médecins dirigeant les asiles d'aliénés, est pour eux, la plus douce, la meilleure des récompenses.

Les devoirs des médecins en général demandent pour être dignement remplis des âmes bien trempées, inaccessibles aux tentations, aux défaillances, aux entraînements des sens et de l'esprit. Ces qualités fondamentales sont plus impérieusement nécessaires à ceux qui ont charge de diriger le traitement des aliénés; ils doivent les inspirer aux divers agents sous leurs ordres, dont le concours est indispensable pour conduire à bonne fin une médication tout à la fois physique et morale, et qui peut avoir à traverser les phases les plus nuancées.

Chaque pays a des dons qui lui sont propres, les Suisses sont particulièrement doués de calme, de sangfroid et en même temps d'énergie.

C'est précisément ainsi qu'il faut être pour vivre au milieu des aliénés et savoir les soigner.

Le sentiment qui se manifeste malheureusement le plus souvent chez un grand nombre de personnes à la vue d'un fou, c'est le sentiment de la peur; de la peur à la colère, à la violence, il n'y a qu'un pas. et c'est ainsi que s'expliquent les traitements barbares infligés pendant si longtemps aux aliénés.

On ne saurait flétrir avec trop d'énergie ceux-là qui, devant l'assistance réclamée par un état mental désordonné, n'ont d'autres pensées que pour eux-mêmes, se rendant incapables de voir clair et juste dans la conduite qu'il convient de tenir; est-ce à dire qu'il faille manquer de prudence et de précaution vis-à-vis des aliénés? non certes; mais c'est précisément pour agir efficacement, promptement, qu'on doit ne pas se laisser atteindre et dominer tout d'abord par cette épouvante qui, l'expérience le montre en toutes choses, ne peut conduire qu'à être victime ou cruel : la peur ne raisonne pas, on l'a dit avec vérité, elle n'a jamais été que la plus funeste conseillère ; les Grecs et les Romains lui élevèrent des autels, mais c'était en témoignage des périls, des hontes et des misères que ce lâche sentiment porte en lui.

Il ne suffit pas d'aborder les fous avec calme et prudence, il faut leur apporter de la compassion, et les entourer de tout ce qui peut contribuer à leur bien-être, puis à leur guérison, c'est-à-dire de l'intelligence et de la science.

Tout malade admis dans un asile d'aliénés, en Suisse, est tenu, pendant plusieurs jours, en observation ; pendant ce temps un contrôle attentif est pratiqué sur les renseignements fournis, en ce qui touche son état antérieur et celui qui a déterminé la famille ou l'autorité à demander l'admission dans l'asile.

C'est ainsi que se forment les éléments du dossier propre à chaque malade et qui devra recevoir les annotations et les observations successives, sur la nature de l'affection, son traitement et sa marche.

Un grand nombre de malades présentent, à leur entrée, une agitation plus ou moins marquée : le premier soin est de l'apaiser. Cette agitation a été bien souvent aggravée par des moyens malhabiles employés pour conduire les malades à l'asile; il suffit, dans de nombreux cas, de quelques paroles affectueuses, d'une contenance ferme vis-à-vis d'eux , d'une certaine liberté laissée à leurs mouvements, désordonnés d'abord, pour voir renaître bientôt un calme au moins relatif. C'est dans les procédés appliqués à cette première épreuve qu'excellent les personnes préposées à la réception des aliénés en Suisse. J'ai été témoin de la sédation remarquable obtenue rapidement dans l'agitation de certains aliénés admis sous mes yeux. A l'asile de la Waldau, près Berne, on m'a montré un malade qui, depuis son admission et grâce aux procédés dont médecins et infirmiers ont usé envers lui, est parfaitement tranquille et inoffensif; il n'a jamais donné aucun sujet de plaintes et cependant cet homme avait été tenu enchaîné pendant des mois, dans sa famille , où il était l'objet de terreur pour tout son entourage.

J'avais déjà constaté un fait semblable dans un séjour fait à Gheel, il y a plus de vingt ans, en compagnie de mon ami David d'Angers. Nous étions dans la maison isolée d'un *nourricier*, chez qui était annoncée la venue d'une aliénée; c'était une jeune fille âgée de 18 à 20 ans. Elle arriva en effet, conduite sur une voiture où ceux qui l'accompagnaient, pleins d'effroi, la tenaient étroitement garrottée.

La famille du nourricier se composait du père et de la mère, de deux grands garçons et d'une fille d'une vingtaine d'années. Leur premier soin, en recevant l'aliénée qui vociférait et s'agitait violemment, crachait au visage des personnes qui l'abordaient, fut de la débarrasser de ses liens; la femme, repoussée d'abord, loin de s'effrayer ou de se rebuter, se rapproche de la malade, lui adresse de douces paroles et s'applique à réparer le désordre de ses vêtements. Après quelques instants de lutte, l'aliénée fixe sur cette femme un regard étonné, mais se laisse faire, puis tout-à-coup elle la repousse, se précipite vers une porte qui s'ouvre sous son impulsion violente et elle se trouve dans un de ces jardins de campagne entouré de faibles palissades. L'aliénée se promène à grands pas dans ce jardin, foulant tout aux pieds, brisant les bois de la clôture; pendant ce manége que nous considérions en silence, les membres de la famille du nourricier s'étaient répandus dans le jardin, et en occupaient les issues, sans paraître vouloir gêner l'aliénée dans ses faits et gestes ni opposer aucune résistance à sa passion de détruire. Après quelques minutes, celle-ci rentre dans la maison, suivie immédiatement des membres de la famille, elle saute au cou de la femme du nourricier, l'embrasse et fond en larmes sur son sein, puis elle se laissa déshabiller, mettre au lit et s'endormit d'un sommeil calme.

Quelle meilleure preuve de la puissance de l'inertie opposée, à propos, aux agitations des aliénés; il ne faut cependant pas se méprendre, il est dans la nature de certaines formes de l'aliénation mentale, quoi qu'on fasse pour les prévenir, de se manifester par des accès d'agitations plus ou moins fréquents; aussi a-t-on eu raison d'affecter, dans les asiles, des quartiers spéciaux pour le séjour et le traitement de ces malades, autant dans leur propre intérêt que pour soustraire les autres malades au spectacle ou au retentissement de leurs clameurs. Cette mesure est une de celles auxquelles on attache le plus d'importance dans les asiles de la Suisse. Les aliénés ont des paroxymes de fureur contre lesquels il faut agir avec autant d'énergie que de prudence. Mais là encore d'heureuses modifications ont été apportées aux anciens procédés.

En Angleterre les moyens de répression contre la fureur des aliénés ont été empreints, pendant de longues années, d'une extrême rigueur; on peut même dire qu'on y avait épuisé l'arsenal des moyens mécaniques les plus propres à torturer les aliénés plutôt qu'à les calmer.

On éprouve un sentiment d'horreur en lisant l'histoire d'un officier de marine qui, convalescent à Bedlam, d'accès de folie, avait menacé le directeur Halsam; il fut enchaîné, il se débarrassait des menottes et des liens ordinaires; on fit venir, de Newgate, une machine en fer du poids de vingt-trois livres. Cet infortuné était pris par le cou, par les pieds, le tronc était contenu par une ceinture de fer, à laquelle les mains étaient fixées; le collier et la ceinture à l'aide d'un anneau soudé à une chaîne de dix pouces, glissaient le long d'une barre de fer scellée perpendiculairement au plafond et au plancher. Ce malheureux ne pouvait s'étendre sur son lit et il a vécu ainsi pendant neuf ans.

La démence du roi Georges III, survenue en 1810, occupa tous les esprits; on ne pouvait songer à soumettre un roi à des procédés comme ceux qui étaient appliqués dans le vieux Bedlam; n'avait-on pas d'ailleurs entendu le célèbre docteur Monro, interrogé devant le comité de la Chambre des communes, s'il convenait d'enchaîner les fous, répondre que les gentilshommes ne devaient point être enchaînés, mais que les chaînes étaient nécessaires pour les pauvres et dans les établissements publics.

Sans vouloir décrire la manière toute spéciale dont fut traité le roi Georges, pendant sa démence qui dura jusqu'à sa mort, je rappellerai que c'est à partir de cette époque qu'on s'ingénia, en Angleterre, à employer contre les aliénés furieux, des moyens plus humains; on y préconisa alors les doctrines du *no-restraint*, sorte de fiction, il est vrai, substituant un moyen de répression à un autre. Ce moyen est le *solitary confinement*, qui consiste à enfermer l'aliéné furieux dans une chambre matelassée.

Nous apprécions les intentions qui présidèrent à cette innovation, mais le procédé, applicable pendant quelques heures peut-être, ne saurait être prolongé, sans un dommage certain, pour les aliénés agités; aussi préfère-t-on avec raison, en Suisse, recourir, dans les cas extrêmes, à la camisole de force et laisser d'ailleurs le malade marcher et dépenser sa suractivité, son excitation, souvent même en plein air, tout en exerçant sur lui une surveillance continue ; la camisole devant être enlevée aussitôt que le calme revient.

Inutile de dire qu'avec l'esprit qui anime les directeurs des asiles de la Suisse, nulle part on n'use, sous prétexte de combattre l'agitation plus ou moins furieuse, des *bains de surprise* préconisés par certains aliénistes attardés, encore moins des coups, comme le pratiquaient dans certaines maisons, il n'y a pas bien longtemps encore, des gardiens armés, d'après la consigne, des célèbres nerfs de bœuf.

Tous ces procédés, enfance de l'art, ou produit d'imaginations effrayées, sont flétris, je dirai même inconnus en Suisse.

L'état d'agitation, du reste, est infiniment plus rare qu'on le prétend : il n'appartient qu'à certains genres d'aliénations, et même il ne se produit dans ces cas, qu'à des intervalles souvent fort éloignés. Divers signes font reconnaître l'approche de cette agitation, une surveillance attentive permet souvent de la prévenir, en lui opposant divers agents. Il en est un qui est employé avec beaucoup de succès à l'asile de Pfeffers : il consiste dans une injection hypodermique d'une solution très-étendue d'un sel de morphine ; nous avons vu des malades semi-agités, présenter d'eux-mêmes le bras ou la nuque au docteur pour recevoir l'injection ; dans cet asile

13.

aussi les bains tempérés prolongés donnent de très-bons résultats.

En dehors des précautions à prendre et des procédés à mettre en œuvre à l'égard des aliénés, plus ou moins en proie à l'agitation, la médecine mentale, pour s'exercer utilement, a un domaine immense presque infini à cultiver. La forme somatique, c'est-à-dire l'aliénation résultant d'affections organiques ou de troubles des fonctions, place le médecin aliéniste à peu près sur le même terrain que pour le traitement des maladies ordinaires, et c'est dans les divers agents thérapeutiques qu'il a soin de puiser, tout en tenant compte du caractère spécial imprimé à la maladie essentielle par l'état mental qu'elle a engendré.

Mais si les affections chroniques réclament, en dehors des médicaments, d'autres auxiliaires qui appartiennent à l'hygiène physique et morale; à plus forte raison, il doit en être ainsi, lorsque les affections chroniques sont compliquées de l'aliénation mentale, le malade ne pouvant, dans ce cas, ni savoir, ni faire par sa volonté ce qui convient à son état. A cette absence d'intelligence et de volonté consciente, la science et la volonté du médecin se substituent, elles s'efforcent de s'emparer du malade tout entier, de le diriger jusque dans les choses les plus intimes.

Il y a là une responsabilité qui, à elle seule, explique comment les directeurs d'asiles ont raison de se pénétrer de la gravité de leur mission ; elle indique en quelque sorte la nécessité pour eux de vivre uniquement occupés des soins à donner, à tout instant, sous toutes les formes, à leurs malades.

Nous ne faisons pas ici une étude didactique des divers traitements réclamés par les formes variées de la folie ; nous avons particulièrement pour but d'exposer les procédés généraux qui conviennent et qui sont employés pour agir efficacement sur la plupart des aliénés ; c'est à cet ordre d'étude que nous nous sommes attaché dans nos visites aux asiles d'aliénés de la Suisse, et c'est le résultat de nos observations près d'eux que nous cherchons à faire connaître.

L'alimentation joue un grand rôle dans la réparation de l'organisme altéré ou troublé chez les aliénés ; les pauvres ont, on le sait, le triste privilège d'être plus souvent malades que les riches, et beaucoup de remèdes qui les guériraient ne sont pas à leur portée. La folie, chez les pauvres, a eu fréquemment, sinon pour cause essentielle, au moins pour aggravation, une nourriture insuffisante. L'illustre Guislain a dit : « chez nos pauvres, il suffit quelquefois de peu de temps pour dissiper les désordres intellectuels qui se rattachent à une nourriture insuffisante.» La première indication est donc, pour ceux-ci, autant et plus encore que pour les aliénés d'autres situations sociales, d'offrir un régime alimentaire tonique et réparateur. L'ignorance, la spéculation, ce qui est plus odieux, ont fréquemment ajouté aux conditions déjà si malheureuses de l'aliéné un surcroît de privations, de souffrances, de dépression physiologique essentiellement funeste au malade, en négligeant ou en refusant de donner une nourriture convenable et appropriée à son état. Les conséquences ont été une diminution manifeste dans les guérisons, une augmentation dans les décès. Un aliéniste belge des plus distingués, M. Joseph De Smeth, a publié récemment un remarquable travail, ayant pour titre : *De la thérapeutique nutritive dans ses applications à la pathologie psycho-cérébrale.* Il rappelle les opinions de Pinel, Jacobi, Esquirol, Guislain, qui tous ont insisté sur les avantages pour les aliénés d'une alimentation réparatrice ; il cite les études comparatives faites par Turnham, à l'égard des établissements où des conditions opposées ont été observées : dans la première catégorie d'établissements, ceux où le régime alimentaire était convenable, les guérisons s'élevaient à une moyenne de 43,70 et la mortalité était de 9,35 pour 100 ;

dans la seconde catégorie, celle où les établissements laissaient à désirer pour le régime, les guérisons n'atteignaient que le chiffre de 37,75, tandis que la mortalité s'élevait à 14,54 pour 100. D'autre part, le docteur Conolly a constaté qu'à l'asile de Hanwell, la quantité de nourriture ayant été augmentée, les sorties qui n'étaient que de 22 sur 100, avant cette mesure opportune, ont atteint le chiffre de 28, et la mortalité qui était de 11,69, est descendue à 8,56.

Nasse, Schultz, Erlenmeyer, Albers (de Bonn), ont consigné, dans leurs travaux, un fait qui a la plus grande valeur, c'est que le poids du corps augmentant sous l'influence d'une bonne nutrition, coïncide avec les progrès de la guérison. Albers (de Bonn), ajoute même qu'une guérison n'est pas assurée sans cette coïncidence, et qu'enfin, les variations du poids expriment les vicissitudes d'aggravation où d'amélioration de la maladie psychique. Ces observations s'appliquent spécialement à la période aiguë de la folie, ou mieux à la folie récente. On ne saurait confondre la nutrition curative avec l'obésité propre aux dernières phases de la démence et de la folie paralytique.

Sans doute ce ne sont pas les aliments seuls qui déterminent l'amélioration et la guérison auxquelles concourt l'ensemble du traitement; mais leur influence a été si bien appréciée par les aliénistes suisses, qu'ils se sont tous préoccupés, tout d'abord, d'avoir à leur disposition les fonds nécessaires pour donner à leurs malades une nourriture convenable. C'est ainsi que, dans les tableaux comparatifs des sommes affectées à ce service dans divers asiles, on voit que, dans l'espace des dix dernières années, elles figurent avec une augmentation de près d'un cinquième. Nonobstant, les directeurs des asiles ne cessent d'être en instance pour obtenir une élévation du tarif de la pension payée par les communes, pour l'entretien des aliénés à leur charge, et aussi une contribution plus élevée de la part de l'état cantonal, à qui, en sa qualité d'autorité supérieure de la police, incombe essentiellement de se charger des aliénés pauvres.

Après avoir pourvu à l'organisation des services de l'asile, au classement des malades, aux soins généraux et particuliers qu'ils réclament, à une alimentation propre à reconstituer leur organisme, un point important à régler est l'emploi de leur temps. Cette partie de l'hygiène mentale, tout à la fois physique et morale, est, sans contredit, celle qui, en raison surtout des heureux résultats obtenus, est l'objet de la plus grande sollicitude de la part des aliénistes.

Des distractions de diverses sortes ont été proposées et appliquées avec plus ou moins de succès: la musique, les exercices gymnastiques, les représentations théâtrales même ont été institués dans des établissements d'aliénés. On en a retiré des avantages dans certains cas; mais ce serait une grande erreur de croire que ces moyens puissent être prescrits d'une manière générale; ils ont même présenté parfois des inconvénients, ils ont, en quelques circonstances, dégénéré en abus; aussi est-ce avec une grande discrétion et uniquement à l'égard de malades tout spéciaux que, dans les asiles de la Suisse, on use de procédés de cette sorte. Il n'est pas rare cependant qu'on fasse réunir en commun des malades choisis, pour leur faire des conférences sur des sujets qui les intéressent ou les amusent; les entretiens entre les médecins, les pasteurs attachés aux asiles et les malades, dirigés avec tact et mesure, produisent des effets plus sûrs et plus salutaires.

Les promenades permises et accordées comme récompense ou encouragement sont réglées dans un excellent esprit; c'est pendant ces promenades que les aliénés, observés avec soin, montrent le mieux le véritable côté de leur nature particulière, et aussi le degré d'amélioration qui s'est produit en eux.

Les promenades, pratiquées dans des lieux choisis, commencent au printemps; elles sont dirigées
par les médecins, qui se font accompagner par les
gardiens les plus intelligents et les meilleurs observateurs; ceux-ci ont pour mission, non-seulement de
surveiller les malades et de les garantir contre tout
danger ou tout écart, mais rentrés à l'asile, ils doivent fournir chacun un rapport au directeur.

Les renseignements recueillis servent à former
des groupes parmi les malades, et ces groupes confiés aux médecins-adjoints, aux internes, ou aux surveillants, sont conduits plus tard séparément dans
des directions et vers des lieux le plus en rapport
avec leur état mental et les impressions qu'on croit
utile de leur procurer.

Beaucoup de gens seront étonnés en apprenant
que certains malades peuvent être ainsi conduits sur
des lacs, toujours surveillés sans doute mais presque
à leur insu, que quelques-uns dirigent des barques
non loin des bords, et qu'enfin plusieurs se baignent
dans les eaux des lacs, comme nous l'avons constaté
pour l'asile de Préfargier, situé auprès du lac de
Neufchâtel.

Ces exercices ont l'influence la plus salutaire
tant il est vrai que la liberté est un besoin et un
agent de vie pour toute créature humaine, et lors-

qu'on ne peut la lui laisser entière, c'est agir sage-
ment et utilement que de lui en accorder la plus
grand somme possible.

Une indication qui est le meilleur corollaire de
cette liberté, est de savoir diriger son emploi vers le
goût et la pratique du travail.

Le choix entre les divers travaux est affaire d'appréciation, il est subordonné nécessairement à l'état
du malade : les travaux les plus favorables sont
ceux qui s'exercent en plein air ; l'action bienfaisante de la lumière, jointe à celle de l'air libre, favorise la bonne distribution des forces vitales et par
conséquent la nutrition.

Pour les malades dont l'état ne permet pas qu'on
les place dans ces conditions, on a soin de leur créer
des occupations dans l'asile même, où leurs anciennes
professions trouvent à s'exercer et à s'entretenir ;
indépendamment des avantages qu'en retire le malade, l'asile y trouve des ressources dont le produit
contribue à diminuer ses charges : nulle part mieux
que dans les asiles de la Suisse, ces travaux ne sont
institués et dirigés.

Les travaux à l'air libre peuvent prendre tout
leur essor dans les fermes ou domaines, d'une étendue souvent très-vaste, annexés invariablement à
tous les asiles de la Suisse.

L'expérience acquise dans tous les pays, les résultats consignés dans tous les livres traitant de la matière, dispensent de démontrer l'utilité, la nécessité pour tout asile, d'être situé au milieu de la campagne et de disposer de terres propres à être cultivées par les aliénés : nulle contrainte, bien entendu, ne leur est imposée; elle est inutile d'ailleurs, car la généralité d'entre eux sont les premiers à demander à prendre part à ces travaux ; on sait même, au besoin, le leur faire désirer, et leur accorder ces occupations comme une récompense; elles deviennent un plaisir pour beaucoup.

Lorsqu'on se promène au milieu de ces travailleurs des champs, on ressent un véritable soulagement à la pensée que les aliénés se font illusion à eux-mêmes sur leur état; l'illusion gagne même le spectateur, il se demande si, au milieu de cette ruche où chaque travailleur apporte si naturellement son tribut sous l'œil de l'ordonnateur qui les dirige, il ne se trouve pas transporté au milieu d'une population plus exempte que tant d'autres, des tristesses et des misères sociales. Ce qui frappe surtout, c'est le calme et la sérénité qui se lisent sur de nombreux visages, parfois même une sorte de gaieté qui n'a rien de bruyant.

Il est, en Suisse, une fête champêtre qui, depuis

des siècles, reste dans les mœurs des paysans, c'est la fête du foin : lorsque la grande coupe des prairies se pratique, quand les chars ont été chargés de l'herbe odorante, tous ceux qui ont pris part à ce travail se livrent à de joyeux ébats, ils entourent et accompagnent, en chantant, jusqu'à la grange, les chars dont le faîte est enrubané.

Les aliénés aspirent à la venue de cette fête du foin avec autant d'ardeur que les autres habitants de la contrée et lorsqu'ils ont fauché, fané l'herbe, puis chargé le char, on les voit se grouper tout à l'entour de leur trophée. Il semble même qu'ils ressentent une sorte d'orgueil ou de contentement intérieur, ils se disent peut-être : ceci est notre œuvre ; qui sait si plusieurs ne songent pas aussi en ce moment là qu'ils se rendent utiles à la société dont ils reçoivent assistance.

Nous n'oublierons pas, quant à nous, les impressions profondes que nous avons ressenties, en assistant à l'une de ces fêtes portant en elles tant d'enseignements.

Cette visite des aliénés au milieu des champs, reportait tout naturellement notre pensée vers la colonie de Gheel, où nous avions fait, il y a plusieurs années, des observations que nous avons consignées dans un autre travail. Nous nous entretenions avec le médecin de l'asile Suisse où nous nous trouvions, des résultats remarquables obtenus par le *régime familial*. Je redressai quelques erreurs répandues sur l'organisation et le mode d'être de la colonie de Gheel, erreurs entretenues en partie par un ouvrage sur Gheel, écrit par le docteur Cramer, directeur de la Rosseg. Bien que ce travail du docteur Cramer dénote un homme de grand mérite, évidemment l'auteur, ou n'a pas séjourné assez longtemps à Gheel, pour bien voir, ou ne s'est pas convenablement rendu compte de l'état des choses, puisqu'il va jusqu'à conclure, contrairement à l'évidence, que le mode d'assistance familial pratiqué à Gheel, est infiniment plus coûteux que ne l'est celui des autres établissements ; notre confrère, du reste, reconnaissait avec nous les grands avantages attachés au régime familial en pratique à Gheel, mais il objectait les difficultés, pour ne pas dire l'impossibilité, de créer d'emblée un établissement de ce genre au milieu de populations qui n'avaient pas été préparées, de longue main, comme l'est celle de Gheel : ces observations étaient justes sans doute, mais il disait lui-même qu'il serait bien, en vue d'initiation à la psychiatrie familiale, de tenter l'entretien de certains malades dans des familles habitant près de l'asile.

A côté des avantages à retirer de ces essais, au

point de vue médical, les asiles insuffisants parfois pour répondre à toutes les demandes d'admission, trouveraient là un moyen de diminuer leur population. Déjà même dans un remarquable rapport fait par le docteur Fetscherin, sur l'asile de la Waldau, la proposition de placer des aliénés convalescents dans des familles réunissant de bonnes conditions, a été présentée sous une forme vraiment digne d'attention, et nous croyons qu'elle a été prise en considération.

L'état des convalescents est l'objet d'études et de soins tout particuliers de la part des aliénistes suisses; les mesures les plus sages sont prises et enseignées pour arriver à parfaire des guérisons ébauchées et pour prévenir les rechutes.

Plusieurs sociétés de patronage se sont formées pour protéger le pauvre qui a été aliéné et qui, rendu à la liberté, après un traitement heureux, se trouverait exposé à des accidents nouveaux s'il restait abandonné à lui-même sans ressources, s'il n'était dirigé, soutenu, assisté. Ces sociétés de patronages rendent à cet égard de très-grands services : comment ne se seraient-elles pas fondées dans un pays où il n'est pas un individu qui, ayant failli, même par sa faute, ne trouve pour le relever et le ramener dans la voie du bien, des patronages apportant dans leur œuvre essentiellement humanitaire, bien qu'austère, autant d'activité que de prévoyance.

Ce qui nous a frappé encore dans nos études médicales et sociales, sur les aliénés en Suisse, c'est le soin avec lequel on poursuit la constatation des diverses infirmités et la recherche des causes qui les déterminent ou les entretiennent. Des recensements fédéraux sont pratiqués d'après des tableaux où les diverses rubriques se multiplient et se perfectionnent, de façon à ne laisser ignorer ni le nombre ni la nature des infirmités. C'est ainsi que le dernier recensement fédéral en 1871, établissait qu'il existait dans toute la Suisse 2,032 aveugles, 6,544 sourds-muets, 7,764 aliénés y compris les idiots et les crétins. Ce chiffre de malheureux infirmes paraîtra considérable pour une population de 2,650,000 habitants. Le gouvernement suisse n'hésite pas à le faire connaître ; nous sommes convaincu que beaucoup de pays qui se croient ou se disent mieux partagés, en offriraient peut-être un plus grand nombre, si les statistiques y étaient faites avec autant de soin et de bonne foi.

Pour ne parler que des aliénés, la subdivision, ou mieux la séparation des aliénés proprement dits et des idiots et crétins, fait descendre le chiffre des premiers aux 2 5 environ du nombre total.

Bien que ce chiffre reste encore élevé, il est consolant de savoir que le dénombrement fédéral de 1871, comparé à celui de 1846, moins complet cependant, accuse une diminution notable d'aliénés de toutes sortes ; pour le canton de Berne, seul, le plus peuplé et l'un des plus mal partagés, la diminution est de 278. Nous disons que ce fait est d'autant plus consolant qu'on entend chaque jour et de toutes parts, des plaintes sur l'accroissement formidable de ce mal ; les aliénistes suisses attribuent cette plainte sur l'accroissement supposé de la folie, à la dissimulation d'un grand nombre d'aliénés, avant que leur admission fût favorisée dans les asiles aujourd'hui institués, prescrite même par la législation actuelle : l'absence de statistique sérieuse pour les années antérieures contribue également à produire des erreurs dans les appréciations.

Nous ne pouvons, on le conçoit, dans un travail nécessairement restreint comme le nôtre, exposer les faits révélés par les dénombrements, en ce qui concerne chacun des cantons en particulier, où se rencontrent d'ailleurs de notables différences quant au nombre des aliénés, et aux formes de la maladie ; mais nous donnerons comme indications sur des points essentiels de l'aliénation mentale, certaines observations faites dans le canton de Berne.

Le *sexe*. Les aliénés hommes sont dans la proportion de 44,6 %, les femmes, 55,4 %.

L'*âge*. Le plus grand nombre des aliénés est entre 30 et 50 ans. Les hommes dans la proportion de 44 %, les femmes 48 %. Ces résultats sont assez en harmonie avec ceux constatés en Angleterre et en France.

La *durée de la vie*. Si les idiots succombent presque tous avant l'âge de 50 ans, les aliénés proprement dits, au contraire, fournissent dans le canton de Berne, un contingent notable de la population au-dessus de 70 ans, puisqu'il s'en trouve encore 6,41 %. Ceci prouve la longévité des aliénés préservés, par la vie simple et la bonne hygiène dans les asiles, de beaucoup d'influences délétères, qui compromettent l'existence des gens sains d'esprit.

L'*état-civil*. Les célibataires aliénés l'emportent de beaucoup sur les gens mariés.

La *fortune*. — 41,4 % du total des aliénés appartiennent à la classe *aisée*; 18 % à *sans fortune*; 11,3 % aux *indigents* (momentanément assistés) ; 29,3 % aux *assistés* (incapables d'ancun travail, complétement assistés).

Parmi les *aliénés*, plus de la moitié, 58 %, restent

dans leurs familles, les autres 42 % sont dans les asiles.

Quant aux différentes formes *des maladies mentales proprement dites*, 41,5% de ces affections appartiennent aux *formes primaires*, et 58,5 % aux formes *secondaires*.

Le résultat le plus important à connaître est, sans contredit, la proportion de guérisons chez les aliénés soumis au traitement dans les asiles : voici ce que nous avons constaté dans celui de la Waldau. Depuis l'ouverture de cet établissement en 1855 jusqu'au 30 décembre 1871, il y a été admis 1513 personnes, 730 hommes 783 femmes. Le premier janvier 1872, il restait à l'établissement 320 personnes. Quant aux 1193 autres, 486 sont sortis guéris, 206 améliorés, 164 sans changement, 337 morts, d'où la proportion suivante : Pour 100, 41 guéris, 18 améliorés, 13 sans changements, 28 morts.

Nous mettrons en regard les résultats constatés dans Illenau, l'asile national du duché de Bade, cité avec raison comme l'un des mieux conçus et des mieux dirigés.

A *Illenau*, sont sortis sur 100 malades admis :

Guéris 39, améliorés 25, sans changements 20, morts 15.

Il importe de rappeler qu'à Illenau on se débarrasse chaque année d'un certain nombre des incurables qui sont dirigés sur l'asile de Pforzheim ; ce qui explique en outre comment la mortalité y est si peu considérable.

Or, les malades admis à la Waldau (Berne), sont bien loin de présenter les mêmes conditions ; ils se répartissent de la manière suivante, d'après les formes typiques :

FORMES PRIMAIRES :	Hommes.	Femmes.	Total.
Mélancolie et manie	381	535	916
FORMES SECONDAIRES :			
Monomanie et démence	233	214	447
Paralysie générale.	63	7	70
Aliénation avec épilepsie.	10	11	21
Idiotie	4	2	6
Autres formes	6	5	11
Delirium tremens	30	2	32
Pas aliénés ou douteux (à examiner).	3	7	10
Total. . .	730	783	1513

Nous livrons ces documents, sans ajouter de commentaires ; ils portent en eux-mêmes les enseignements où pourront puiser ceux qui s'intéressent sérieusement à la question si grave et si complexe de l'aliénation mentale.

Nous croyons, quant à nous, avoir suffisamment

prouvé par l'exposé des faits, et par les considérations
qui forment l'objet de cette étude, que la Suisse n'est
en arrière d'aucun pays, et qu'elle en précède plusieurs, sur ce terrain de l'assistance sociale, sujet, à
cette heure même, de débats et de controverses dans
la science et dans la législation.

LES PRISONS

ET LA

JUSTICE CRIMINELLE EN SUISSE.

LES PRISONS.

Les prisons sont destinées à renfermer deux catégories d'individus : des prévenus et des condamnés ; il suffit de rappeler ce fait pour faire comprendre la nécessité d'appropriations distinctes.

La législation d'un pays, en ce qui concerne l'instruction criminelle et les lois pénales, exerce une grande influence sur le caractère que présentent les prisons : or, ce qui frappe, avant tout, en Suisse, c'est la diversité infinie qui s'observe dans les vingt-cinq états, cantons ou demi-cantons, en matière de procédure et de pénalité. Tel fait, objet de poursuite dans un canton, est considéré comme licite dans le canton voisin; tel autre criminel là est seulement délictueux ici. Une dissemblance aussi grande se trouve dans les peines édictées contre les individus déclarés coupables d'un chef qualifié de la même manière dans des cantons différents; enfin l'application même des peines se fait sous des formes et dans des conditions qui paraissent parfois appartenir à des époques, à des états dont les principes et les doctrines de gouvernement, aussi bien que les mœurs, n'ont rien de commun avec le pays qui constitue la confédération Suisse.

Les inconvénients, les vices d'un pareil état de choses, qui étonnent les étrangers, ont été sentis et signalés depuis longtemps en Suisse même ; aussi est-ce à les faire disparaître, à les corriger au moins, que tendent les réformes constitutionnelles proposées et en partie acceptées.

Nous parlerons plus loin de l'organisation des tribunaux, de leurs attributions, du mode de nomination des magistrats: là encore on voit les procédés les plus disparates. Nous aimons à croire que le caractère des hommes chargés d'appliquer la loi, est partout également intègre et à la hauteur de la mission qui leur est confiée ; mais, sans préconiser un mode absolument uniforme, des réformes sont également désirées de ce côté et des efforts sont tentés pour préparer et élucider la solution de cette grave question.

La législation et la magistrature en Suisse mises à part, l'étude des prisons offre un grand intérèt, d'autant plus grand que la plupart des systèmes qui se sont produits, depuis un siècle, dans les deux mondes, ont été ou sont pratiqués dans l'un ou l'autre canton.

Ce n'est pas le lieu de discuter la valeur de ces divers systèmes : ce que nous nous proposons c'est d'indiquer d'abord la façon dont on procède envers les prisonniers, c'est-à-dire de passer en revue les diverses prisons de la Suisse, en les décrivant ou séparément ou par groupes.

Avant d'entrer dans cet examen, nous devons dire qu'on reconnaît une ligne de démarcation assez tranchée, à l'égard des prisons, entre les grands et les petits cantons, les cantons protestants et les cantons catholiques ; les premiers ont adopté et appliquent les principales réformes apportées aux anciens systèmes d'emprisonnement ; ils ont établi des prisons ou pénitenciers, quelquefois en appropriant d'anciens bâtiments, le plus généralement en faisant des constructions, de toutes pièces, sur des plans spéciaux et souvent à grands frais ; dans les petits cantons la tradition et les anciens procédés restent en vigueur, les prisons sont presque toutes dans de vieux édifices, couvents ou autres, de construction et de disposition impropres.

Les prisons se distinguent en *cantonales* et *locales;* chaque arrondissement contient une ou plusieurs de ces dernières, destinées soit aux prévenus, soit aux condamnés pour délit, à une peine de courte durée. Les prisons dites d'arrondissement sont, il faut le dire, la plupart mal organisées et mal contrôlées.

PRISONS CANTONALES.

Les prisons cantonales sont instituées suivant différents systèmes ; tous, ou à peu près, s'y rencontrent, avec certaines modifications: ceux en vigueur à Auburn (New-York), Wethersfields (Connecticut), Chéry-Hill (Pansylvanie), le système irlandais, dit d'épreuve, les fermes agricoles et, dans certaines maisons, l'emprisonnement en commun. Des cantons possèdent plusieurs prisons situées, les unes dans des localités en rapport avec les centres de population, d'autres en pleine campagne ; ils y reçoivent parfois des condamnés de petits cantons qui n'ont pas les ressources suffisantes pour construire et entretenir, sur leur propre territoire, des établissements convenables et qui, moyennant un prix de pension par individu, envoient leurs condamnés dans les prisons des grands cantons.

A la tête des cantons où les réformes les plus accentuées ont été introduites, il faut citer Genève, Lausanne, Bâle, Berne, Zurich, Neufchâtel ; ce sont, on le voit, les cantons où domine le protestantisme et dont aussi la population est la plus considérable ou la plus condensée.

GENÈVE.

Des transformations successives ont été opérées dans les prisons de ce canton, depuis un demi-siècle; ainsi de 1820 à 1825 régnait encore l'ancien système d'emprisonnement avec tous les inconvénients et les vices de la promiscuité. En 1825, une prison à système panoptique fut élevée sur le bastion, sous le titre de *Pénitencier* ; elle contenait cinquante-six cellules pour hommes condamnés à plus de trois mois : c'était, comme à Auburn, l'isolement cellulaire de nuit, la surveillance simultanée de jour, le costume pénal, le travail dans des ateliers communs, le silence imposé, mais pas de punitions corporelles comme à Auburn, et en plus un commencement d'instruction morale et religieuse. La liberté de communication était tolérée dans les récréations et pendant la journée du dimanche.

Cette organisation parut incomplète, et, en 1833. on crut devoir la modifier en augmentant la sévérité du régime et particulièrement celle de la discipline, en matière d'infraction à l'observation du silence.

La prison devint, sous l'empire d'un nouveau règlement, un lieu non-seulement de répression mais d'intimidation ; elle revètit un mode d'être tout particulier, connu, depuis lors, sous le nom de système pénitentiaire de Genève.

Ce système fut proposé et appliqué par le directeur, M. Aubanel, homme d'un grand mérite, voué tout entier à ses fonctions aussi austères que délicates. Ce fut lui qui institua les classements des condamnés, non pas tant d'après la durée de la peine que suivant le caractère qu'il observait en eux. Les procédés d'intimidation étaient pour lui l'acheminement à l'amendement du condamné.

La prison sur le bastion a disparu par le fait du démentellement des fortifications. Dès 1842, une nouvelle maison de détention, nommée l'*Évêché*, a été construite à Genève, au milieu de la ville; elle est cellulaire de jour et de nuit et destinée aux prévenus, aux jeunes détenus et aux condamnés correctionnels à une peine de courte durée; cette prison était le complément de l'ancien pénitencier; la démolition de ce dernier a obligé le gouvernement de Genève à envoyer provisoirement ses condamnés à Lenzburg, dans le canton d'Argovie, avec lequel il a fait, à cet égard, un contrat qui aura son terme le jour où le nouveau pénitencier construit à Genève pourra être occupé.

LAUSANNE.

Le canton de Vaud a inauguré en Suisse, à peu près en même temps que Genève, la réforme des anciennes prisons; le système d'Auburn fut appliqué, dès 1826, dans un établissement contenant cent quatre cellules et quatre ateliers sur lesquels s'ouvrent les cellules. Mais au lieu de rendre, comme à Genève, le régime plus sévère, Lausanne, tout en conservant les principales dispositions des pénitenciers des États de New-York et de Connecticut, tout en tenant compte des préceptes fournis par les habiles directeurs d'Auburn et de Wethersfield, MM. Elam-Linds et Pittsbury, a sensiblement modifié les règlements intérieurs de sa prison, et aujourd'hui le condamné, enfermé la nuit dans sa cellule, travaille le jour dans des ateliers avec d'autres condamnés, il est employé à divers travaux dans les cours et les jardins de l'établissement ; plusieurs prisonniers même sont, sous la surveillance d'un petit nombre de gardiens, conduits pour travailler dans une ferme appartenant au pénitencier. Le silence est prescrit aux condamnés ; on le fait observer d'une manière générale, mais sans y tenir trop fermement la main, surtout pendant les promenades qui ont lieu, chaque jour, dans une sorte de jardin ; ces promenades sont même obligatoires pour tous les détenus valides. Tous les amendements compatibles avec les nécessités du régime pénitentiaire ont été accordés ; ainsi on a fait disparaître le stigmate infligé, pendant tant d'années, à la catégorie des criminels qui portaient au cou un anneau de fer, surmonté d'un énorme crochet ayant la forme d'une longue corne. Il n'existe de distinctions apparentes entre les condamnés criminels et correctionnels, que dans la disposition des raies, de couleur tranchante, dont est diapré le costume des prisonniers.

Il règne un ordre parfait dans toute la maison, son directeur est un homme d'autant d'expérience que de dévouement ; sans cesser d'être sévère observateur de tout ce qui est dans ses attributions, il apporte. dans l'exécution des règlements, des formes presque paternelles ; le personnel qui l'assiste est entretenu dans le même esprit.

Le travail des ateliers est réglé avec soin et incessamment surveillé par un gardien placé sur une estrade ; des chefs et sous-chefs d'ateliers sont chargés de la distribution des pièces et outils et de la surveillance des travaux, quant à l'exécution et à la livraison.

Tous les employés sont soumis à un règlement dont les dispositions exactement exécutées, contribuent au maintien de l'ordre et de la bonne direction de l'établissement. — La prison pour les femmes est contiguë au pénitencier, elle a le même directeur mais un personnel spécial d'employés.

Indépendamment du pénitencier de Lausanne, le

château de Chillon forme une prison qui ressortit à la justice militaire et où sont détenus également quelques condamnés pour délits simples.

Les jeunes détenus garçons du canton de Vaud sont dans une ferme près de Croissete, au nord de Lausanne, et employés à des travaux agricoles; une maison de discipline pour les jeunes filles est établie dans les dépendances de l'hôpital de Lausanne, elle donne de très-bons résultats.

BERNE.

Les réformes dans les prisons, exécutées à Genève et à Lausanne, furent introduites peu après dans le canton de Berne; en 1826, les autorités cantonales firent construire dans la ville de Berne, près des ramparts, un établissement pénitentiaire avec cellules, où l'on appliqua un système mixte, système qui existe encore aujourd'hui. Ainsi la moitié environ des prisonniers est occupée dans la maison à des travaux industriels, tissage, cordonnerie, menuiserie, etc.; les femmes font de la couture, du tricot. et les uns et les autres doivent observer le silence pendant les travaux qui se font daus des ateliers en commun ; la nuit ils couchent dans des cellules. Quelques-uns des prisonniers sont employés à des travaux dans des chantiers de la ville, l'autre moitié des condamnés appartenant à cette prison, travaille dans les champs ou sur les routes, sous l'escorte d'hommes armés.

Le canton de Berne, dont la population est le cinquième environ de celle de la Suisse entière, a deux autres prisons : l'une à *Pruntcrut*, où fonctionne le même système qu'à Berne, l'autre à *Thorberg*, dans l'arrondissement de Brugdorff; cette dernière a été appropriée en 1849, dans un ancien bâtiment qui, au moyen âge, était habité par les seigneurs ; elle est située sur un rocher (*Sand-Stein felsen*); c'est là que sont placés les jeunes détenus, occupés presque tous à des travaux agricoles, dans une ferme qui a une contenance de près de 500 acres.

BÂLE.

Ce canton est, comme on le sait, séparé en deux demi-cantons; celui de Bâle-Ville a construit un pénitencier occupé depuis 1864, Il contient deux quartiers contigus mais distincts, pour les hommes et pour les femmes ; il reçoit des détenus de toutes les catégories, même pour de simples contraventions aux lois de police. Disons qu'à Bâle les règlements de police sont très-sévères ; ils condamnent à la prison les individus rencontrés en état d'ivresse, les filles du pays qui, non enregistrées à la police, se livrent à la prostitution ; ces dernières jusqu'à un an. Mais, de tous les crimes, c'est le vol qui est le plus sévèrement puni.

Le pénitencier de Bâle-Ville est un bâtiment fort bien construit au point de vue du service et aussi de l'hygiène ; il renferme 170 cellules et plusieurs salles de travail. Le système d'Auburn y est suivi, mais avec des modifications empruntées au système irlandais, comme à Lenzburg et à Zurich ; la cellule pendant la nuit et aux heures des repas, le travail en commun, le silence pendant le travail ; mais une tolérance, à cet égard, tempérée par une surveillance attentive pendant le temps des promenades qui ont lieu, une demi-heure, deux fois par jour, dans une grande cour garnie d'arbres, très-aérée, et entourée d'un mur de 5 mètres. Le pénitencier est isolé, à l'extrémité de la ville, près de la campagne.

Le Directeur de cette prison est, parmi les hommes si distingués que nous avons rencontrés à la tête de tous les établissements de bienfaisance ou de répression en Suisse, l'un de ceux qui nous a paru le mieux comprendre et appliquer la mission qui lui est confiée : il n'est pas un de ses prisonniers, homme ou femme, dont il n'ait recherché avec soin tous les antécédents, et qu'il n'étudie chaque jour dans sa conduite et dans son caractère ; il l'interroge, il l'écoute, l'observe, et, sans se départir de l'austérité de ses fonctions, lorsqu'il a reconnu qu'un condamné, plus faible encore que coupable, se repent sincèrement et montre le désir et la volonté de revenir à bien, il le console, le conseille, le dirige dans des pensées salutaires, intervient en sa faveur pour obtenir une grâce partielle ou complète, et l'assiste encore, après sa sortie, par ses recommandations auprès des sociétés de patronage ; quant aux individus essentiellement pervers, reconnus incorrigibles, inaccessibles à tout amendement, ils sont sévèrement tenus et ressentent, à toute infraction, l'action de l'autorité qui les domine ; ils sont surtout éloignés des autres prisonniers sur lesquels s'exercerait leur influence corruptrice.

Les punitions dont le règlement est communiqué à chaque prisonnier, lors de son entrée, sont appliquées sans passion, mais avec une fermeté inflexible.

Le régime alimentaire répond mieux que dans beaucoup d'autres prisons aux besoins impérieux de la santé de l'homme, l'hygiène la mieux entendue est pratiquée sous toutes les formes ; aussi le nombre des malades est très-faible, malgré la durée souvent fort longue des détentions infligées par la grande sévérité du code pénal et des tribunaux de Bâle ; là où la loi s'appesantit durement, il est heureux que ceux qui sont chargés d'en surveiller l'exécution, sachent apporter les sentiments de pitié qui ne doivent être refusés en aucun cas à une créature humaine.

Nous répétons que le pénitencier de Bâle est celui qui nous a frappé le plus par son organisation, sa bonne tenue et les principes qui animent le fonctionnaire qui le dirige. Le nombre des employés et chefs d'ateliers est seulement de 12, y comprises deux diaconesses auxquelles sont confiées spécialement les femmes et qui s'acquittent de leur délicate mission d'une manière digne des plus grands éloges ; le directeur a pour le seconder plus immédiatement, 5 fonctionnaires dont un médecin et un pasteur.

BÂLE-CAMPAGNE.

Ce canton a pour prison un vieux bâtiment datant de 1657, et qui a longtemps été une halle au blé; là tous les genres de détenus sont enfermés : prévenus, délinquants, condamnés correctionnels et criminels. On conçoit tout d'abord qu'une prison, dans des conditions semblables, permet difficilement de suivre un système quelconque, aussi n'a-t-on songé à en établir d'aucune sorte; une promiscuité plus ou moins grande est inévitable. Puis, comme l'établissement ne peut contenir tous les condamnés à la prison, et que, d'autre part, les dépenses pour la surveillance seraient très-élevées, eu égard au peu de ressources dont on dispose, on a eu recours au singulier procédé d'en *louer* plusieurs à des particuliers qui les emploient à des travaux d'agriculture; il y a là quelque chose qui rappelle le régime de l'esclavage des temps barbares, et qui choque de prime abord. Disons cependant, qu'en fait, on a observé des amendements sérieux chez plusieurs de ces condamnés admis ainsi à vivre en quelque sorte au foyer de la famille du paysan, où ils sont traités bien plus en serviteurs domestiques qu'en condamnés.

L'autonomie des cantons, celle même des demi-cantons est respectable sans doute : elle a des avantages que, sous divers rapports, nous avons appréciés et même signalés ; mais lorsque les groupes politiques n'ont pas, en eux, les moyens de satisfaire aux obligations sociales, leur existence comme gouvernement devient naturellement l'objet de critiques sévères ; c'est là d'ailleurs un des arguments qui ont prévalu pour la révision récente de la constitution fédérale.

ZURICH.

C'est sur l'emplacement d'un ancien couvent de dominicains que le pénitencier actuel du canton de Zurich est établi. L'ancien bâtiment recevait, dès 1637, des criminels et des vagabonds et, en 1771, une aile fut ajoutée pour un orphelinat, puis tout fut transformé en prison. Deux autres ailes ont été construites de 1830 à 1834, de nombreuses appropriations ont permis d'établir une prison où fonctionne un système mixte et cellulaire ; les travaux exécutés dans la prison sont ceux de tailleurs, cordonniers, menuisiers et tisserands.

En 1867, le Grand Conseil a décrété la construction d'un nouveau pénitencier et voté une somme considérable, afin qu'on apportàt dans sa construction tous les perfectionnements reconnus favorables dans les autres établissements.

Il existe, en outre, à Zurich, depuis 1871, une prison pénitentiaire, d'après le système irlandais (d'Épreuve).

NEUFCHATEL,

Après être resté très-arriéré dans l'état de ses prisons, ce canton a fait construire dans le voisinage de la ville de Neufchâtel, sur la Saarberg, un vaste pénitencier qui fonctionne depuis 1870; il renferme 145 cellules, dont 114 sont spécialement affectées aux condamnés, les autres sont utilisées pour diverses parties du service.

Le système est, en principe, celui de Chéri-Hill (Pensylvanien), la cellule jour et nuit, mais il est considérablement adouci dans son application ; ainsi on admet, pour travailler dans des ateliers, les prisonniers dont la conduite a été irréprochable pendant un certain temps, de même ceux à qui l'âge, la santé, la situation d'esprit rendent dangereux le séjour continu en cellule ; c'est ainsi que, d'une part, on offre aux condamnés une récompense, et de l'autre on prévient les maladies graves, les aliénations mentales et les suicides trop souvent constatés, quoiqu'on en dise, dans l'application complète et stricte du système Pensylvanien.

Qui ne comprend d'ailleurs que pour les condamnés atteints manifestement d'infirmités morales, de vices dangereux pour eux et pour la société, de même que pour les malades affectés de troubles intellectuels, de désordres dans les organes ou dans les fonctions physiologiques, il ne peut y avoir un remède uniforme, une panacée générale ; donc, préconiser, appliquer, toujours et quand même, à l'égard de tous les condamnés, un système unique, c'est, en beaucoup de cas, rester en deça ou aller au delà du nécessaire et de l'utile, c'est même compromettre ce qu'un système a de bon que de vouloir l'universaliser.

Les philanthropes les plus éclairés, les plus zélés, ont reconnu que la prison devait avoir trois buts : garantir la société contre les malfaiteurs, appliquer à ceux-ci une peine proportionnelle à leurs actes coupables, puis travailler à leur amendement moral,

autant en vue de préserver la société contre les ré-
cidives que pour lui rendre des membres, corrigés,
fortifiés contre les malheureuses tendances d'autrefois, devenus enfin capables de se conduire en
hommes honnêtes.

Cette doctrine, nous le savons, n'est pas acceptée
par tous ; il est des gens qui nient toute efficacité
aux efforts d'amendements, qui ne voient dans les
lois pénales qu'une vengeance sociale, et qui d'ailleurs, toujours pleins d'effroi, considèrent comme des
utopistes dangereux ceux qui, à l'égard des coupables, parlent de pitié, d'amendement et de pardon.
A des esprits ainsi prévenus, il n'y a rien à répondre,
sinon que les sociétés où l'on a procédé suivant leurs
sentiments, ont marché au rebours de la civilisation, que les crimes s'y sont multipliés et reproduits
sans cesse. Cela devait être, car la peur, la vengeance ne sont que des Euménides capables d'épouvanter le monde, jamais de l'éclairer.

Mais c'est aux philanthropes sincères que nous
nous adressons, à ceux qui poursuivent la réforme
morale du condamné ; il en est beaucoup parmi les
pensylvaniens ; nous leur disons : prenez garde ;
lorsque par un mode d'intimidation, de privations
continues, vous serez parvenus, fut-ce sans avoir
provoqué ni maladies graves, ni aliénation, ni sui-

cide, à amener le condamné à résipiscence, prenez garde, disons-nous, de n'avoir produit qu'une sorte de macération de l'être humain, d'avoir fait de lui ce que préconisait une certaine école, *sicut cadaver, ut baculum senis;* tous les ressorts, simultanément comprimés à l'excès, ayant le plus souvent perdu jusqu'au reste d'élasticité indispensable aux manifestations de la vie consciente, vos prisonniers deviendront des idiots et ceux qui feront exception seront généralement des hypocrites. A cet argument nous en aurions d'autres à ajouter, si nous devions traiter à fond cette grave question : des moyens d'amendement du prisonnier ; mais nous ne tenions ici qu'à constater comment, en Suisse, là où sont adoptés des systèmes déterminés, les hommes chargés de les mettre en pratique savent agir en penseurs, en observateurs libres et en hommes dont le cœnr est constamment ouvert aux misères humaines.

Pour terminer ce qui concerne les prisons du canton de Neufchâtel, nous dirons que le pénitencier, du système pensylvanien, ne reçoit que des hommes ; les femmes sont enfermées dans la vieille prison de Neuchâtel, où sont détenus aussi les condamnés pour des peines peu graves de police correctionnelle.

SCHAFFOUSE.

La prison cantonale, située à l'extrémité de la ville, a été établie dans un ancien bâtiment entièrement transformé en 1847. Le système d'Auburn y est en vigueur pour la généralité des condamnés occupés à divers travaux industriels; le régime pensylvanien est appliqué exceptionnellement et particulièrement pour les jeunes criminels.

THURGOVIE.

C'est dans un ancien couvent de Johannites, dans une gorge, près de Cobel, que fut établie, en 1811, la prison cantonale ; elle fut transformée, en 1864, en pénitencier composé de plusieurs corps de bâtiments unis entre eux et contenant une maison de correction, avec trente-six cellules et deux ateliers, deux maisons de travail avec cinquante-une cellules et enfin un bâtiment formant une prison pensylvanienne avec six cellules. Cette dernière sert pour enfermer les prisonniers considérés comme incorrigibles. Dans les autres parties de la prison, le système d'Auburn domine.

Indépendamment de ce pénitencier, le canton de Thurgovie a un autre établissement de travail forcé, où sont enfermés les vagabonds et les débauchés des deux sexes.

ARGOVIE.

Ce canton a eu, pendant de longues années, ses prisonniers disséminés dans les prisons fort mal tenues de Baden et d'Aarbourg ; il fit construire à Lenzbourg un pénitencier qui coûta plus d'un million, et qui, habité depuis 1864, constitue une *prison modèle*, d'après le style panoptique (cinq ailes), une pour l'administration, trois pour les hommes, une pour les femmes, trois cours entourées de murs de six mètres de hauteur ; la prison est construite pour contenir deux cent-vingt condamnés.

Des régimes différents ont été successivement expérimentés dans ces pénitenciers ; les prisonniers sont d'abord tenus en cellules jour et nuit, puis ils sont admis à travailler dans des ateliers, d'après le système d'Auburn, et enfin la liberté à l'épreuve (système irlandais) a été appliquée à des condamnés se conduisant le mieux.

Les résultats obtenus par ces procédés si divers sont consignés et serviront sans doute à élucider les questions toujours tant controversées; mais, nous le répétons, il sera toujours essentiellement nécessaire d'apporter un grand discernement dans le choix et l'application d'un système, suivant le caractère des individus vis-à-vis desquels il convient le mieux d'en user.

Dans le canton d'Argovie comme dans ceux de Bâle, Thurgovie, les Grisons et d'autres, on châtie sévèrement la paresse, l'ivrognerie, la débauche, et une partie du pénitencier est consacrée à l'emprisonnement de ceux qui en sont coutumiers.

GRISONS.

L'ancienne prison établie à *Coire*, en 1817, a été transformée en 1851 en prison cellulaire; les condamnés sont enfermés la nuit, ils travaillent en commun pendant le jour, dans deux ateliers: c'est un système mixte d'emprisonnement. Indépendamment des travaux industriels auxquels on emploie les prisonniers, on s'occupe aussi de leur donner une instruction morale, confiée à un pasteur protestant et à un prêtre catholique ; la population de ce canton, qui a 90,000 habitants, est composée de 52,000 protestants et 38,000 catholiques.

A Réabla est une maison de correction pour les gens paresseux et débauchés.

SOLEURE.

Le système d'Auburn est appliqué en partie dans la prison cellulaire cantonale, construite au midi de la ville ; le travail industriel s'y fait en commun ; un certain nombre de prisonniers est employé exceptionnellement à des travaux publics, particulièrement à la construction et à l'entretien des routes.

Indépendamment de la prison cantonale, il existe une maison d'arrêt pour les prévenus.

SAINT-GALL.

Il y a deux prisons cantonales situées toutes deux dans le voisinage de la capitale : l'une, *Saint-Jacques*, construite de 1837 à 1839, a trois ailes pour les cellules et un bâtiment d'administration au centre ; le système d'Auburn y est suivi à l'égard des condamnés aux travaux forcés qui seuls y sont envoyés ; l'autre, *Saint-Léonard*, est une maison de travail et de détention pour les condamnées correctionnelles ; à une époque, toutes les femmes avaient été réunies dans ce dernier établissement.

Ces deux prisons cantonales de St-Gall reçoivent, comme nous le verrons plus tard, des prisonniers envoyés par certains petits cantons.

LUCERNE.

La prison cantonale a un caractère particulier. Établie en 1837, dans la partie de la ville appelée *Untergund*, elle a dans ses dépendances, quatre fermes, contenant 200 acres. C'est dans ces fermes que les prisonniers laissés encore au régime de la communauté, mais divisés cependant en catégories, sont tous occupés à des travaux agricoles.

TESSIN.

L'ancien établissement cantonal est à Bellinzona, dans le fort St-Michel. Là se trouvait une maison de force pour les criminels et une maison de correction pour les délits correctionnels. Il n'y a aucun système spécial en vigueur ; les prisonniers sont occupés à divers ouvrages de main.

Cet établissement date de 1804 ; le Grand Conseil, comprenant son insuffisance et, vu l'impossibilité de l'approprier à un régime pénitentiaire convenable, a décidé, en 1868, la construction à *Lugano*, d'un pénitencier nouveau qui fut construit en 1869 et 1870, destiné aux criminels et aux correctionnels. On y a adopté le style panoptique : trois ailes à deux étages, contenant 49 cellules et deux grands ateliers, plus le bâtiment d'administration, des cours, etc. La destination de cette prison devrait être cellulaire, mais le code pénal du Tessin ayant été modifié, on a introduit dans le pénitencier le système irlandais.

LE VALAIS.

C'est à *Sierre* qu'est située la prison cantonale du Valais, état entièrement catholique. On y tient enfermés 50 individus environ, hommes et femmes ; un curé, deux sœurs de charité et un médecin sont adjoints au directeur de cette prison ; deux gardiens forment tout le personnel du service.

FRIBOURG.

Ce canton, l'un des plus importants parmi les cantons catholiques, a dans sa capitale deux prisons : la *maison de correction*, dans le haut de la ville, est très-vieille et a eu des destinations autres. La *prison cantonale*, dans la ville basse, date de 1820. Nous avons le regret de dire que, malgré le zèle de son directeur, cette prison reste l'une des plus arriérées ; sa construction et son étendue ne permettent d'y introduire aucune des améliorations qu'on a obtenues ou tentées partout ailleurs. En raison de son exiguïté, la communauté est dans les ateliers comme dans les dortoirs, et le plus grand nombre des condamnés est employé à des travaux en dehors de la prison, soit sur les routes, soit dans les champs. Ces condamnés ne rentrent pas coucher dans la maison centrale ; la nuit ils sont enfermés dans des prisons en bois qui sont successivement démontées et transportées dans les lieux où se font les travaux. Ces prisons mobiles offrent très peu de sûreté, on le conçoit ; aussi le nombre des gardiens pour la surveillance est-il considérable, ils sont sans cesse armés de la carabine double chargée, et ils en ont plusieurs fois fait usage contre des condamnés qui tentaient de s'enfuir. Il est arrivé même que certains condamnés se sont emparés de la carabine de leurs gardiens dans un moment de négligence de ceux-ci ; il résulte de cet état de choses que pour se garantir contre les tentatives des prisonniers, des moyens de rigueur sont incessamment employés ;

plusieurs condamnés travaillent les fers aux pieds et le poids de ces fers est augmenté suivant les craintes qu'inspirent les prisonniers ; ceux d'entre eux qui se montrent les plus rebelles sont ramenés à la prison et là, chargés de fers d'un poids énorme, revêtus de la camisole de force, ils sont enfermés dans des cellules ténébreuses et mis au pain et à l'eau pendant un temps indéterminé. Nous avons vu dans cet état un condamné qui, ayant enlevé la carabine d'un gardien, avait tenté de s'en servir contre lui, mais qui fut arrêté aussitôt par les autres gardiens.

Un régime pénitentiaire qui exige de semblables procédés, au point où en sont arrivées partout les réformes des prisons, est tellement vicieux et déplorable, qu'on est aussi étonné qu'attristé de le voir maintenu, particulièrement au sein d'un canton qui ne manque certainement pas de ressources pour édifier et faire fonctionner un établissement conforme à l'esprit de notre époque.

Nous avons décrit les prisons établies dans les principaux cantons de la Suisse : on a pu voir la diversité des systèmes qui y sont mis en pratique et comment chacun de ces systèmes a reçu des modifications, suivant les institutions ou les mœurs qui prédominent dans un canton.

Les six cantons dont nous n'avons pas encore parlé

et dont deux sont divisés en demi-cantons, Appenzell et Uuterwalden, ou n'ont pour ainsi dire pas de prisons, ou n'ont que des lieux de dépôt comme nous l'avons déjà dit : maison communale, hôpitaux, maisons louées à des particuliers pour détenir les prévenus ou de petits délinquants ; aussi envoient-ils leurs condamnés dans les pénitenciers des grands cantons. *Appenzell* envoie les siens à *Coire* dans le canton des Grisons, et les jeunes détenus à *Thorberg*, dans le canton de Berne ; *Zug* et *Glaris* ont leurs condamnés, partie à Zurich, partie à St-Léonard (St-Gall).

Dans les cantons d'*Unterwalden*, *Schwitz*, *Uri*, c'est le régime patriarcal qui est appliqué aux condamnés : ils sont employés dans des jardins, des prairies, des fermes, aux travaux agricoles, à l'élève des bestiaux, etc., les femmes font des tricots ou des broderies. Les prisonniers sont surveillés et dirigés généralement par des sœurs de charité appartenant à divers ordres religieux ; elles ont sous leurs ordres un ou deux domestiques empruntés souvent à l'hôpital ou à l'orphelinat voisin ; toujours est-il que là le condamné est devenu bien plus encore une bête de somme qu'un pécheur à convertir.

Nous avions donc raison de dire, en commençant ce chapitre, que la Suisse était un pays à part, offrant, à lui seul, tous les systèmes d'emprisonnement ; tous ne présentent assurément pas les mêmes garanties et ne donnent pas des résultats également satisfaisants ; mais ce que nous avons constaté, c'est que les hommes placés à la tête des diverses prisons en Suisse, étaient infiniment supérieurs encore aux systèmes qui étaient mis entre leurs mains, qu'ils savaient, dans tous les cas, en tirer le parti le meilleur, que tous étaient à la hauteur d'une mission pleine de difficulté et où, toujours dignes, ils savent se concilier l'estime de tous.

LA JUSTICE CRIMINELLE.

Comme complément à l'étude sur les prisons, il est intéressant de jeter un coup d'œil sur le droit criminel en Suisse, sur la nature des peines édictées par les lois des divers cantons et sur l'organisation et les attributions des tribunaux ; on trouvera là encore les différences les plus marquées,

La souveraineté cantonale ne s'accuse nulle part d'une manière aussi formelle qu'en matière de législation civile et criminelle ; pour ne parler que de cette dernière, elle varie d'un canton à l'autre : tantôt, comme à Berne, à Soleure, à Genève, elle s'inspire du Code pénal français qui, à une époque (1799), fut introduit dans la confédération helvétique et la régit tout entière, mais pendant peu d'années ; tantôt, c'est un Code pénal spécial, comme à Lucerne, Oberwald, Bâle-Ville, Bâle-Campagne, Appenzell-Aus-Rhode, Argovie. Il est des cantons qui n'ont aucun droit crimimel écrit et conservent les vieilles pratiques, abandonnant à l'appréciation des tribunaux la gradation des crimes et des peines ; tels sont Uri, Niderwald, Zug, Appenzell-in-Rhode. D'autres enfin, Schwitz, Lucerne, il y a peu d'années encore, empruntaient aux cantons voisins les dispositions de leurs lois.

Nous citerons quelques exemples de la diversité de la législation criminelle en Suisse.

La peine de mort en matière politique est abolie par l'article 54 de la Constitution fédérale ; le Code fédéral de 1853, maintient la peine de mort applicable aux hommes sous les armes.

Pour les crimes de droit commun, Zurich et Neufchâtel ont aboli la peine de mort ; Fribourg l'avait effacée de son Code pénal, mais elle y a été rétablie par décret du Grand Conseil en 1858 ; les cantons de Bâle-Ville et du Tessin, dans leurs nouveaux projets de loi, se sont prononcés pour la suppression de la peine capitale ; elle existe dans tous les autres cantons.

Les peines sont infamantes ou non infamantes, mais l'infamie n'accompagne pas toujours la peine la plus forte ; parfois elle est prononcée contre des individus condamnés à une simple amende. Ainsi en Appenzell-in-Rhode, les personnes non mariées qui deviennent mères ont une amende de 21 fr.; l'adultère est puni par une amende de 210 francs, et dans l'un et l'autre cas, les condamnés sont taxés d'infamie. On remarquera que les actes ainsi flétris et châtiés par la loi dans ces cantons ne sont pas poursuivis par la justice dans d'autres.

Le caractère infamant de la condamnation se traduit, dans certains cantons, sous des formes singulières, plus en rapport avec le moyen âge qu'avec les temps actuels.

Les peines corporelles cessent peu-à-peu d'être appliquées; elles existent encore cependant dans les lois d'un petit nombre de cantons : le poteau (carcan), certaines pénitences à la façon de celles imposées par l'Église, étaient des châtiments infligés par la loi ou les tribunaux à certaines catégories de condamnés.

L'amende est fréquemment substituée à la prison; il est vrai que ce fait s'observe surtout dans les petits cantons. Ceux-ci, par l'absence ou l'insuffisance de prisons, étant contraints d'envoyer leurs condamnés dans les prisons des autres cantons et de payer pension pour eux, sont plus disposés à les punir d'une amende qui est encaissée par le trésor de l'État.

L'organisation et les attributions des tribunaux offrent des différences telles qu'il faudrait en faire une description particulière pour chacun des cantons ; nous voulons nous borner à quelques considérations générales.

La séparation des pouvoirs, ce principe de la justice moderne, généralement adoptée en Suisse, n'est point en vigueur dans le canton d'Appenzell-in-Rhode, où le Conseil d'État (pouvoir exécutif) juge les crimes, et où le Grand Conseil (pouvoir législatif cantonal) se constitue en tribunal pour les affaires pouvant entraîner la peine de mort.

L'inamovibilité de la magistrature n'existe nulle part ; les magistrats sont élus, pour un temps plus ou moins long, ou par le Grand Conseil, ou par le Conseil d'État, et quelquefois directement par le peuple : les conditions d'éligibilité varient beaucoup, 'il est des cantons où elles se bornent uniquement à l'âge.

Les attributions ou la compétence des tribunaux diffèrent plus encore entre eux.

La division des actes condamnables, en crimes, délits, contraventions, est adoptée, d'après le code pénal français, dans la plupart des cantons suisses : mais Uri, Schwitz, Underwald, Zug, Appenzell-in-Rhode, Schaffouse, ne connaissent dans leur code que deux catégories : les grands crimes et les crimes correctionnels.

Les simples délits sont jugés le plus souvent par

le président du tribunal d'arrondissement, d'autres fois par le bailli de l'arrondissement, comme à Uri ; par le tribunal communal à Appenzell-Aus-Rhoden; les tribunaux des cercles à Zurich et les Grisons; un tribunal de police spécial dans le canton de Vaud. Les condamnations prononcées par ces tribunaux ne doivent pas dépasser 20 francs d'amende pour plusieurs d'entre eux ; en général, elles sont de 20 à 50 francs d'amende ou 3 à 8 jours de prison ; le canton de Vaud seul étend la compétence de ce tribunal jnsqu'à un maximum de 400 francs d'amende ou 100 jours de prison.

Les actes justiciables de la police correctionnelle sont jugés, en général, par les tribunaux d'arrondissement, en première instance, par les cours supérieures (d'appel) en seconde instance. Glaris n'a qu'un tribunal jugeant sans appel en matière correctionnelle.

Dans le canton des Grisons, les tribunaux de district jugent, en pareil cas, également sans appel.

Les crimes qualifiés sont portés devant des tribunaux spéciaux, appelés tribunaux criminels (à l'exception du canton du Valais, où les tribunaux d'arrondissement ont aussi une juridiction criminelle).

La grande question agitée en Suisse est l'institution du jury. Suivant les prescriptions de l' article 94 de la Constitution suisse de 1848, la loi pénale fédérale de 1861 organisa le jury pour tous les actes justiciables de l'autorité fédérale; le même principe a été adopté successivement par Zurich, Berne, Fribourg, Soleure, Argovie, Thurgovie, le Tessin, Neufchâtel, qui envoient devant le jury les accusés de crimes de droit commun et les accusés politiques; Berne, Fribourg et Neufchâtel font juger les délits de presse par la même juridiction.

Le jury, en même matière, fonctionne dans le canton de Vaud depuis 1843, et à Genève depuis 1844 ; dans ce dernier canton les affaires correctionnelles sont, depuis 1848, également jugées par le jury.

Lucerne et Saint-Gall n'ont pas adopté les propositions faites pour l'institution du jury; les autres cantons conservent l'ancienne juridiction.

Il y a des différences notables, à l'égard du jury, dans les cantons où il existe, pour le mode de formation des listes, le choix des jurés, le nombre de membres appelés à siéger, le droit de récusation, la quantité de voix nécessaires pour rendre un verdict valable, la façon dont les questions de fait et de droit sont posées, etc. Le mode le plus généralement suivi est celui qui fonctionne en France ;

Zurich cependant a réservé plus de garanties encore aux accusés.

L'instruction criminelle, la mise en accusation, la conduite des débats ne sont pas moins dignes de fixer l'attention : dans ces graves questions encore se trouvent les différences ou les contrastes signalés en tant d'autres points; les systèmes anciens ou modernes, appartenant à tous les pays, se retrouvent dans l'un ou l'autre canton.

Ici toute la procédure est orale et publique ; là l'instruction criminelle fournit au tribunal appelé à juger, quel qu'il soit, les pièces justificatives touchant le fait incriminé, et c'est sur ces pièces que doivent être basés les jugements. — Plusieurs cantons ont des accusateurs publics devant les tribunaux criminels et même correctionnels ; mais il y a de nombreuses exceptions à cette règle. — Souvent, en présence d'aveux, le jury n'est pas appelé à se prononcer ; en cas d'acquittement par ce dernier, plusieurs tribunaux criminels admettent l'action privée de celui qui se dit lésé ; ailleurs enfin, les formes de la justice sont simplifiées à ce point qu'entre l'accusé et le juge il n'y a. pour ainsi dire. aucun intermédiaire.

Nous avons indiqué, bien que sommairement, les formes si diverses sous lesquelles se présentent et s'appliquent les lois criminelles en Suisse, elles renferment des contrastes infinis ; ce sont ces contrastes choquants qui militent le plus en faveur d'une unité de législation, spécialement en matière criminelle ; c'est là, du reste, que tendent de plus en plus les esprits en Suisse. Deux modes peuvent y faire parvenir : soit des pouvoirs spéciaux donnés, par une révision de la Constitution, aux Chambres législatives fédérales, soit des réformes graduelles prises successivement et spontanément dans les divers États cantonaux : ce dernier travail est en voie de s'accomplir depuis une douzaine d'années, mais plus particulièrement dans les cantons les plus importants et les plus éclairés, il progresse sans cesse ; avant peu, nous en sommes convaincu, par l'une ou l'autre de ces deux voies, la réforme deviendra générale, et ce sera un grand bienfait pour tous les citoyens de la Suisse.

La décentralisation pour tout ce qui touche aux intérêts locaux est chose excellente ; mais l'existence dans les parties diverses d'une même nation de législations criminelles absolument contraires, enlève tout prestige à la justice, elle ne lui permet pas d'avoir un cours régulier. une autorité respectée.

Une seule considération, mais la plus importante

de toutes, a sauvegardé la Suisse contre ce grave péril, c'est la moralité générale de la nation. Cette moralité justifie l'axiôme : tant valent les hommes, tant valent les institutions : ce qui ne veut pas dire cependant qu'on ne doive pas s'empresser de réformer les institutions reconnues vicieuses.

Les enseignements à tirer des divers systèmes d'emprisonnement, des modes généraux et particuliers d'administration de la justice criminelle en Suisse, ne pourront être concluants que lorsque des statistiques exactes, complètes, seront faites et produites par tous les cantons : alors seulement pourra être établie, avec des garanties sérieuses, la valeur comparative de procédés si différents entre eux.

Ce travail est l'un des plus compliqués, des plus difficiles à exécuter. Les esprits aussi éminents que pratiques dont la Suisse est dotée, dans toutes les hiérarchies de ses administrations, ont compris l'importance capitale d'une bonne statistique ; de partout on a mis la main à l'œuvre ; des documents ont été recueillis, ils ont été livrés à la publicité ; mais, avec une réserve des plus louables, ceux qui sont à la tête des travaux statistiques n'ont voulu chercher à tirer encore aucune conclusion ; ils attendent, pour le faire plus sûrement, que le travail soit complété, puis contrôlé et collationné, comme il convient en matière aussi grave.

Plusieurs cantons sont déjà en mesure de fournir leurs statistiques suivies depuis plusieurs années, tels que Zurich, Berne, Saint-Gall, Genève, etc.; mais rien ne doit être précipité dans une œuvre destinée à éclairer, de la seule véritable clarté, les questions étudiées, depuis tant d'années, par les criminalistes en particulier et par tous ceux qui connaissent l'influence que peuvent exercer les lois équitables sur les mœurs d'un peuple, sur la vie toute entière des nations.

Montesquieu a dit : il y a deux genres de corruption, l'un lorsque le peuple n'observe pas les lois, l'autre lorsqu'il est corrompu par les lois ; mal incurable puisqu'il est dans ce que l'on a cru être le remède.

Un bon législateur s'applique plus à donner des mœurs qu'à édicter des peines. L'histoire apprend que plus les peines sont dures, plus les mœurs s'altèrent.

Les peines d'ailleurs ont toujours diminué ou augmenté, suivant qu'on s'est plus rapproché ou plus éloigné de la liberté.

Les grands principes de Montesquieu reçoivent de plus en plus leur application dans les réformes apportées à ses lois par la république suisse.

15.

LE SERVICE

DE

SANTÉ MILITAIRE.

La paix universelle, malgré les vœux faits en sa faveur, paraît malheureusement trop éloignée encore, pour que l'on ne redouble pas d'efforts, en vue de sauvegarder la vie des combattants, de secourir les blessés. Les massacres des guerres récentes, le perfectionnement des engins de destruction démontreraient, à eux seuls, la nécessité de constituer plus activement l'organisation des moyens de salut et de secours.

Les pays neutres, eux-mêmes, ne peuvent se soustraire à cette préoccupation, Ils sont peut-être mieux placés pour voir le mal et préparer les remèdes ; bien que contraints par les traités d'être inactifs dans les conflits armés, ils ne pourraient rester spectateurs impassibles devant les hécatombes humaines qui se consomment autour d'eux.

Les deux nations de l'Europe centrale, déclarées neutres, la Belgique et la Suisse, l'ont bien prouvé, en prodiguant leurs soins les plus dévoués aux victimes de la récente et si déplorable guerre.

Un pressentiment semblait d'ailleurs s'être emparé de tous les esprits généreux, plusieurs années avant que la guerre éclatât, et c'est en Suisse même que se réunit le congrès international où furent arrêtées par les principales nations de l'Europe des conventions propres à garantir les droits de l'humanité ; c'est de là aussi que sortit l'institution de la *croix rouge*, emblème emprunté au drapeau helvétique.

La convention de Genève a-t-elle reçu son application entière ; a-t-elle donné tous les bons résultats qu'on en attendait ? Trop de faits répondent négativement; aussi, quelque sage et morale que soit une convention écrite, elle ne doit ni ne peut dispenser de préparer tout ce qui contribuera à sa fidèle exécution, et à l'organisation des meilleurs, des plus rapides moyens de secours.

Pour remplir cette dernière condition, il faut

pourvoir à l'institution d'un personnel spécial, à la création d'un matériel convenable.

Ces deux questions ont été étudiées avec le plus grand soin en Suisse : là chacun a bien senti que les dispositions et les garanties des traités sont exposées à devenir lettre morte, le jour où des hommes sinistres soulèvent des tempêtes et ne s'arrêtent ni devant le droit ni devant le juste pour assouvir leurs criminelles ambitions.

Droit des neutres, droit des gens, respect de la civilisation, tout est foulé aux pieds, et quand l'humanité et la justice réclament, on répond par une maxime aussi impudente qu'odieuse : *la force prime le droit!* Cela s'était vu déjà hélas, mais cela n'avait jamais été proclamé et pratiqué avec le cynisme de ces derniers temps.

Éclairés par ce langage, avertis par les faits, les peuples ont pour premier devoir de se tenir incessamment sur leurs gardes, de se préparer, de longue main, à être prêt à toute éventualité funeste.

Un service sanitaire bien entendu, ne saurait s'improviser à la hâte : le dévouement et le zèle, on l'a malheureusement trop constaté récemment encore, ne suffisent pas en pareille matière ; la Suisse, essentiellement prévoyante, l'a bien senti ; toute son organisation militaire a été conçue et n'a cessé de se perfectionner pour rendre le pays sinon inattaquable, capable au moins de résister aux envahissements de l'ennemi, de le repousser et de conserver intacts son territoire et ses libertés.

L'armée suisse, organisée pour la défense, est formée de toute la population valide; elle n'est pas, comme dans tant d'autres pays, organisée de manière à favoriser des usurpations, à asservir la nation; cette considération explique la sollicitude qui a présidé à l'institution des services sanitaires, propres à prévenir les maladies par une bonne hygiène, à porter les secours les plus prompts et les plus efficaces, à régulariser l'administration de ces secours.

L'armée, en un mot, étant la nation entière, quittant, pour courir à la défense de la patrie, son foyer, ses travaux, ses champs, ses ateliers, il était naturel de songer à pourvoir à tout ce qu'exigent l'existence, la santé de toute une population transportée subitement vers les champs de bataille.

Les règlements et instructions sur le service de santé militaire, furent codifiés et promulgués par le Conseil fédéral, le 22 mai 1861. — Depuis lors, diverses modifications reconnues nécessaires, ont été introduites et, l'an dernier, une commission instituée pour rédiger un projet de réforme, a présenté un travail qui vraisemblablement sera adopté et mis en vigueur prochainement ; la révision récente de la Constitution élargissant la sphère d'action du gouvernement central sur l'organisation de l'armée fédérale.

Les principes établis dans le règlement de 1861. servent de base au projet publié en 1873 ; ces principes sont exposés dans les *dispositions générales* inscrites en tête du règlement du service de santé ; nous les indiquerons sommairement :

La Confédération suisse n'admet et ne tolère au service actif que des hommes parfaitement constitués, exempts de toute infirmité physique, de toute maladie intellectuelle, car ils doivent être en état de remplir avec énergie les devoirs du service militaire et de supporter les fatigues qui en sont inséparables.

Toutes les causes qui peuvent exercer une influence fâcheuse sur la santé des troupes seront, autant que possible, écartées, et il ne sera rien négligé de ce qui peut contribuer à maintenir le soldat en bon état.

Il est de la plus haute importance, en campagne, que l'armée soit toujours dans les meilleures conditions de vigueur et de santé ; pour atteindre ce but, il faut non-seulement l'intervention du personnel sanitaire, mais aussi la coopération de la troupe ; il est donc de toute nécessité de faire connaître aux officiers et aux soldats les principes les plus importants de l'hygiène militaire.

L'hygiène générale, ainsi que le traitement et les soins des malades et des blessés. forment les attributions du service sanitaire, constitué par un personnel ayant des connaissances spéciales. Ce dernier, pour remplir ses obligations, est pourvu d'un matériel suffisant.

Les sociétés de secours volontaires sont sous la direction supérieure du médecin en chef.

La composition et les attributions du corps sanitaire, forment une branche spéciale de l'armée fédérale : nous décrirons d'abord le personnel, puis nous indiquerons le matériel dont il dispose.

PERSONNEL SANITAIRE.

Le personnel sanitaire forme quatre catégories :
1° *Officiers de santé :* médecins, pharmaciens, officiers d'administration ; 2° *troupe sanitaire :* infirmiers, brancardiers ; 3° compagnies du train, employés des chemins de fer, mis à la disposition du service sanitaire ; 4° sociétés de secours volontaires.

La direction du service sanitaire appartient à l'état-major sanitaire qui se compose : 1° du *médecin en chef,* ayant sous ses ordres tout le personnel médical et administratif : il ne relève que du département militaire fédéral ; 2° d'un certain nombre d'officiers supérieurs de santé et d'état-major, chargés des différentes branches du service sanitaire, des divisions de l'armée, des lazarets de campagne et des hôpitaux permanents.

Les *officiers de santé*, les *infirmiers*, les *brancardiers*, sont distribués par les médecins en chef dans les différents corps de l'armée en marche et dans les établissements sanitaires : pour les troupes en marche, le *service sanitaire* consiste à veiller sur la santé des hommes, à donner les premiers soins aux malades et aux blessés, à transporter ceux-ci de la ligne de combat à la place de pansement ; un personnel sanitaire avec un matériel approprié est attaché à chaque unité tactique.

Le nouveau règlement projeté ne mentionne pas une catégorie d'auxiliaires qui existe depuis nombre d'années dans les troupes sanitaires, ils ont nom *fraters*; leur rôle tient du médecin et de l'infirmier, ils sont plus immédiatement attachés à la personne du soldat, dans ses marches et sur les champs de bataille; chaque compagnie a son *frater*, des instructions spéciales règlent ses attributions et son service : j'ai entendu faire l'éloge de cette institution et celui des hommes qu'elle occupait; nous aurons l'occasion d'en parler plus loin.

L'armée fédérale formée en divisions a, auprès de chacune d'elles, un *lazaret de campagne* destiné aux malades et aux blessés. Ce lazaret, véritable hôpital mobile, se compose de six ambulances, une colonne de transport et une colonne de matériel de réserve.

Cette innovation est appelée à rendre de grands services, elle assure au médecin divisionnaire, la possession d'un personnel et d'un matériel considérable, en dehors de celui attaché aux corps de troupes, et lui permet de ne pas déranger l'économie des ambulances de ces corps, qui fonctionnent d'une manière spéciale pour tous les besoins urgents.

En dehors et indépendants des divisions de l'armée, des *hôpitaux permanents* sont établis pour un traitement prolongé des malades et des blessés.

Le transport des malades et des blessés du champ de bataille aux ambulances ainsi que l'évacuation de ces derniers, se font successivement : 1° par les troupes sanitaires, infirmiers et brancardiers; 2° par les colonnes de transport adjointes aux lazarets de campagne ; 3° par les cinq colonnes de transport de réserve organisées pour le service de l'armée; 4° par les trains de chemins de fer destinés aux convois des malades et des blessés.

L'effectif du corps sanitaire, indépendamment de l'état-major général, du médecin en chef, est réparti par division, brigade, bataillon, compagnie d'armes spéciales; il est hiérarchiquement organisé, de façon que le médecin divisionnaire et son état-major puissent pourvoir à tous les besoins du service, et concentrer les rapports sur tous les faits observés à l'égard de la santé des troupes.

Les officiers de santé qui ne sont pas employés dans les unités tactiques précédentes, de même que tous les surnuméraires de la landwehr, forment le personnel de réserve, désigné pour les cinq colonnes de transport de réserve; ils fournissent également au service des hôpitaux permanents.

Tous les médecins et pharmaciens suisses sont déclarés à la disposition des besoins du service pour être incorporés dans le corps sanitaire; les nominations se font par le Conseil fédéral, après un cours d'instruction spécial ou des cours de répétitions auxquels tous sont soumis, sur la présentation faite par le médecin en chef et suivant les rapports des commandants des cours d'instruction.

Ne peuvent être nommés médecins ou pharmaciens militaires, que les personnes pourvues de diplôme ; les *candidats* en médecine peuvent être appelés exceptionnellement, en cas d'insuffisance de médecins militaires.

Le personnel sanitaire se recrute dans toute la confédération parmi les hommes astreints et aptes au service militaire.

MATÉRIEL SANITAIRE.

Tout le matériel sanitaire est fourni, entretenu, emmagasiné par la confédération. Dans l'ancien règlement les cantons étaient chargés de ce soin, chacun suivant l'effectif fourni par lui ; de là des irrégularités et des insuffisances auxquelles il était indispensable de remédier.

D'après le nouveau règlement, le matériel sanitaire sera l'objet d'une révision tendant à le rendre aussi uniforme que possible : les fourgons, les voitures, les caisses de réserve, havre-sacs, boulgues, tout l'arsenal chirurgical, seront fabriqués sur des modèles déterminés.

Le matériel affecté spécialement aux corps de troupes et aux lazarets de campagne, sera réparti dans les arrondissements des divisions et placé sous la surveillance des médecins divisionnaires.

16.

Le matériel des hôpitaux permanents se trouvera, en se basant pour cela sur les lignes de défense de la Suisse et sur les exigences topographiques, dans trois magasins différents (Lucerne, Berne, Winterthour); il est placé sous la surveillance du médecin en chef ou d'un administrateur du matériel.

Le *lazaret de campagne* a, à sa disposition : 2 fourgons pour le matériel de réserve, 16 chars de réquisition à deux chevaux.

Chaque *ambulance* comporte : un fourgon, une voiture pour blessés, un char de bagage.

L'*équipement des corps de troupes sanitaires* est formé, pour chaque bataillon d'infanterie, de deux havre-sacs de pharmacie et de pansement, une caisse de réserve, huit brancards. Ces proportions sont observées pour les autres corps.

Chacune des cinq colonnes de transport de réserve a trente-deux chars de réquisition à deux chevaux, soit: trente chars destinés au transport des malades et des blessés, un au transport de leurs bagages un au transport des fourrages pour les chevaux.

L'administration des chemins de fer, doit tenir un train de dix wagons à voyageurs à la disposition de chaque convoi sanitaire.

Le matériel des hôpitaux permanents doit être

suffisant pour recevoir et soigner 5,000 malades et blessés.

Telles sont les mesures générales propres à mettre le service sanitaire de l'armée suisse, dans des conditions convenables. Des prescriptions spéciales règlent le recrutement, l'instruction, les nominations et promotions, les services affectés à chacune des situations occupées par les diverses fractions des corps et des troupes sanitaires.

On ne saurait trop louer la sage prévoyance avec laquelle on s'est efforcé de pourvoir à tout.

Pour atteindre ce résultat, il fallait, de toute nécessité, d'abord centraliser le service sanitaire, puis laisser aux pouvoirs fédéraux le libre emploi du personnel ; l'ancienne organisation militaire cantonale s'y opposait, la réforme dans l'armée fédérale pouvait seule remédier aux inconvénients, tous les jours plus manifestes, de la confusion de compétence entre la confédération et les cantons.

Nous avons dit que la plus grande sollicitude était apportée envers tout ce qui intéresse la santé du soldat ; la commission de réforme s'est attachée spécialement à prescrire les mesures hygiéniques, elle recommande plus vivement l'enseignement de la science de l'hygiène, heureusement très-répandue déjà dans les écoles de tous les degrés en Suisse ; les aspirants au grade de médecin militaire doivent particulièrement justifier de leurs connaissances en cette matière, les prescriptions hygiéniques des médecins militaires faisant partie des ordres du jour.

Les rations du soldat sont réglées par l'état-major sanitaire, véritable conseil de santé ; c'est lui qui indique, suivant les lieux ou les circonstances, les moyens de subsistance les plus rationnels pour suppléer à l'alimentation normale.

Un sujet très-délicat, mais d'une grande importance, a été abordé et traité de la façon la plus juste dans le règlement : *les sociétés de secours ;* certes, rien n'est plus méritoire que le sentiment qui anime les *secoureurs volontaires*, mais l'expérience a prouvé combien ces forces éparses agissant sans direction, sans centre commun, pouvaient se dépenser et ne pas produire en raison de leur dépense ; parfois elles surabondent là où elles n'ont pas d'emploi utile, souvent elles font défaut dans les lieux où leur présence serait désirable.

C'est pour la guerre surtout que l'on doit prévoir et préparer tout ce qui pourra éviter le désordre, si facile à s'introduire pendant et après les combats, et qui est comme inévitable dans tous les corps irréguliers livrés à leurs seules et uniques inspirations, destinés le plus souvent à devenir les premières victimes de leur indépendance et de leur isolement. Dans la dernière guerre, les médecins les plus savants de la France, les citoyens les plus dévoués, ont créé des ambulances ou s'y sont attachés ; les souscriptions les plus larges ont pourvu ces ambulances de tout ce qui leur permettait de fonctionner utilement ; ces institutions ont en effet porté des secours nombreux et bien nécessaires, mais insuffisants encore en raison sans doute de massacres inconnus jusque-là ; nous sommes convaincu néanmoins qu'avec une organisation mieux entendue, avec des rapports directs établis préalablement entre ces ambulances volontaires et les services sanitaires de l'armée, la somme de bien eut été plus grande.

Il faut reconnaître que, sans parler d'autres considérations, l'organisation aussi incomplète que vicieuse du service sanitaire de l'armée française, aussi bien que celle de tous les autres services, excitait, à un haut degré, la défiance des médecins volontaires ; ils ne pouvaient se décider à apporter leurs ressources et leur dévouement dans un milieu aussi défectueux ; ce n'était pas, quoi qu'on en ait dit, qu'il leur répugnât d'avoir pour chefs ou pour collaborateurs leurs confrères de l'armée, ils appréciaient au contraire tous leurs mérites; mais le vice de l'organisation du service de santé militaire était trop radical, sa mise en œuvre par l'administration de la guerre trop notoirement incapable, pour que les deux services, *volontaire* et *officiel*, pussent se confondre.

Ces inconvénients ne seront pas à craindre lorsque le service de l'armée offrira, comme en Suisse, toutes les garanties désirables. Aussi tout le monde a approuvé la déclaration concernant les sociétés de secours dans ce pays.

Le service militaire organisé par l'état, utilise les sociétés de secours pour le seconder dans sa mission de conserver la santé des troupes, et surtout dans ce qui concerne les soins à donner aux malades et aux blessés, de la manière suivante : par des secours en matériel à fournir aux hôpitaux mobiles et aux hôpitaux militaires; par la formation de corps d'étapes et de corps de transport ; par l'établissement d'hôpitaux ; en chargeant de la direction et des soins médicaux dans les hôpitaux militaires formés par l'état prendre soin des convalescents et des invalides.

Il y a là assurément un terrain vaste et noble pour donner carrière aux âmes généreuses, aux hommes qui veulent se vouer au secours de leurs semblables, dans les horribles épreuves de la guerre, nous disons mieux : c'est la seule véritable manière d'utiliser des services et de n'en compromettre aucun.

Pour assurer l'exécution de ces intelligentes mesures développées dans une instruction spéciale, cette coopération des sociétés de secours ne pourra avoir lieu que par leur union intime avec le service sanitaire de l'armée, sous la direction supérieure de son médecin en chef.

L'organisation de la société suisse de secours, pendant les temps de paix, a été fixée par une décision de l'assemblée des délégués du 17 avril 1871.

Au cas où une guerre paraîtrait prochaine, il se formera des sociétés et des comités locaux et cantonaux; il sera adjoint au comité d'exécution de ces sociétés un représentant du médecin en chef de l'armée.

Le bureau du médecin en chef devra, pour tous les points de jonction principaux des chemins de fer et des routes, ainsi que pour les plus grandes localités, rassembler des renseignements d'après lesquels les sociétés de secours pourront se diriger, pour atteindre le but de leur mission. Il devra de même chercher, au moyen de la presse, à éclairer et à diriger l'opinion publique dans le sens de l'activité de ces sociétés.

Que pourrait-on trouver à blâmer dans l'ensemble et dans les détails de ces instructions et de ces dispositions préalables? ne voit-on pas combien est estimé le concours attendu des sociétés de secours, combien sont prises au sérieux les offres faites par elles, quel soin est apporté pour les utiliser; rien ne respire la méfiance envers ces associations permanentes dans un pays où le droit de s'associer est l'un des droits primordiaux et les plus respectés, où d'ailleurs tous les actes publics, d'où qu'ils émanent, appartiennent au contrôle des citoyens. C'est que là, gouvernants et gouvernés n'ont qu'une seule et unique pensée : le dévouement à la patrie, l'amour de la liberté. N'oublions pas de dire qu'en témoignage de considération pour les sociétés de secours, et aussi pour favoriser l'entente entre les deux ordres de service, un délégué de ces sociétés fait partie de l'état-major du médecin en chef et il est spécialement chargé d'établir le lien entre les sociétés de secours, l'armée et ses chefs.

Les indications générales que nous venons de fournir font comprendre l'esprit qui a présidé à l'organisation du service de santé militaire et les perfectionnements qu'on ne cesse d'y apporter. Nous ne pouvons évidemment pas faire entrer dans le cadre de notre travail, la description des procédés d'exécution, des détails pleins d'entente apportés dans le fonctionnement de tous les rouages de l'organisation.

Nous voulons cependant rappeler que le plus grand soin a été mis à répandre les instructions les plus claires parmi tous les agents du service, à fournir aux soldats un enseignement spécial pour conserver leur santé, aux officiers pour surveiller l'exécution des mesures hygiéniques, aux fraters, infirmiers, etc., pour leur apprendre la nature des premiers soins à donner aux blessés, les pansements d'urgence, les moyens d'arrêter les hémorrhagies, etc. ; des ordonnances particulières règlent chacune des branches du service sanitaire reliées entre elles; notamment les modes de transport des malades et des blessés, du champ de bataille vers les ambulances, puis sur les hôpitaux, ou d'un hôpital sur un autre ; dans ces derniers cas on usera, autant que possible, des chemins de fer et des bateaux. Ce transport constitue une branche spéciale du service de santé, sous une direction et avec un personnel et un matériel distincts.

Un fonctionnaire relevant directement du médecin en chef de l'œuvre est à la tête de ce service de transport.

L'autorité a en outre fait imprimer et a répandu à profusion de petits livres conçus d'une façon vraiment remarquable ; ils sont particulièrement à l'adresse des fraters et des infirmiers, mais chacun peut y puiser les connaissances les plus utiles à l'égard de la vie du soldat et des moyens de prévenir les maladies, de remédier aux accidents.

Dans un chapitre très-simple est exposé la conformation du corps humain, avec des figures fort bien exécutées et représentant la charpente osseuse, le système musculaire qui la fait mouvoir, la peau et la forme extérieure de l'homme, le cerveau et les nerfs, les organes de la circulation, les viscères et les organes des sens. Vingt pages, y comprises les figures, ont suffi pour donner les notions générales et particulières que tout homme devrait posséder et qui, à la guerre, empêchent de graves méprises et peuvent sauver de nombreuses existences.

Un chapitre traite de la conservation de la santé et des précautions à prendre contre les maladies ; celles dont les soldats sont le plus exposés à être atteints sont décrites sommairement, en vue surtout de faire connaître aux fraters, qui accompagnent partout les troupes en marche, la nature des premiers soins à donner, avant l'arrivée du médecin.

Il est des cas où il y a danger de mort et nécessité

d'administrer des secours immédiats : le salut du soldat affecté ne dépend pas seulement de la promptitude des secours, mais particulièrement de l'application du remède approprié et de l'opportunité du traitement ; il importe donc que le frater ait une connaissance approfondie des moyens qui doivent être employés ; il a surtout pour mission d'empêcher les soldats de recourir à une foule de procédés absurdes, fruit de préjugés sans nom, entretenus encore, quoi qu'on ait fait, dans la vie des camps.

Les fatigues excessives du service, la privation de sommeil, la faim, la soif, les boissons malsaines ou prises à trop haute dose, de mauvais aliments, des chutes ou accidents divers, engendrent fréquemment des troubles graves : évanouissement, perte de connaissance, coup de soleil, ivresse complète, mort apparente par asphyxie, par congélation, par submersion, empoisonnement, tout autant d'états qui exigent impérieusement et immédiatement des secours bien entendus.

C'est donc avec la plus grande raison que ces livres que nous ne saurions trop recommander, ont été publiés; nous regrettons même de ne pouvoir en parler ici plus longuement et nous croyons que leur reproduction dans tous les pays rendrait de grands services pour les temps de guerre, car il n'est pas une des questions touchant la santé et la vie du soldat qui n'y ait été parfaitement traitée.

Rien n'est plus digne d'intérêt que l'étude des mesures prises pour prévenir ou diminuer les périls qui menacent sans cesse la vie des hommes ; ces périls sont comme permanents' pour un grand nombre, en raison des travaux auxquels ils se livrent ; pourquoi faut-il qu'ils soient augmentés d'une manière si cruelle par ceux-là même dont la mission devrait être de servir les sociétés, d'alléger le fardeau et les peines de l'humanité, mais qui, loin de là, s'arrogeant une sorte de droit de vie et de mort sur les citoyens, jouent avec leur existence comme des insensés et des barbares, à ce jeu infâme qu'on appelle la guerre.

Toutes les démonstrations, toutes les protestations ont été vaines jusqu'à ce jour ; pendant combien de temps encore les hommes auront-ils à gémir de ces misères : rien n'en fait prévoir le terme, tout, au contraire, semble indiquer le retour fatal des massacres qui viennent d'épouvanter le monde ; que partout donc on redouble d'ardeur à préparer et à perfectionner les moyens d'atténuer la portée des désastres humains.

Que si, par un bonheur inespéré, les sociétés rentrées enfin en possession d'elles-mêmes, parvenaient à substituer à ces odieux cartels des aréopages où seraient discutés et vidés pacifiquement les différends qui pourraient surgir entre nations, le travail fait en vue de secourir les blessés de la guerre, ne serait pas perdu ; il trouverait encore, hélas ! un emploi trop fréquent et trop nécessaire pour les blessés des arsenaux industriels, usines, mines, etc., au milieu desquels tant de travailleurs exposent leur vie chaque jour ; pour les victimes des catastrophes soudaines produites par les collisions de chemin de fer, les naufrages, les explosions diverses, les tremblements de terre, les incendies, les inondations, etc.

Dans tous les cas nous pensons que l'organisation la mieux entendue du service sanitaire devra comprendre, dès à présent, dans ses statuts et dans son mécanisme, ce premier et si utile emploi de ses forces en faveur des malheurs publics et privés que nous rappelons et dont le nombre des victimes semble augmenter chaque jour.

Nous avons dit en commençant ce chapitre, que les pays neutres étaient peut-être dans des conditions meilleures que les autres pour étudier et préparer l'organisation des secours aux blessés.

Nous revenons avec intention sur cette pensée, et nous sommes heureux de dire que la Belgique, pays neutre comme la Suisse, l'a si bien compris, qu'en possession déjà d'un service de santé militaire mieux conçu que dans beaucoup d'autres pays, elle organise, pour être tenu à Bruxelles, un congrès international et une exposition spéciale où seront discutés et exposés tous les procédés de sauvetage et d'hygiène, en temps de paix et de guerre. Ces sortes de congrès devraient se reproduire chaque année sur les différents points de l'Europe : il en sera ainsi, nous l'espérons.

Il est consolant, alors que tant d'hommes songent incessamment à ensanglanter de nouveau le monde, de voir des citoyens, estimant et respectant la vie des hommes, avoir une pensée constante : veiller à la sauvegarder.

LES

STATIONS SANITAIRES

DE LA SUISSE.

Nul n'ignore que certaines formes de la civilisation moderne, l'activité dévorante de la vie des villes, le mauvais usage que l'homme y fait trop souvent de ses facultés et de ses forces, engendrent, plus où moins rapidement, mais fatalement, des troubles sérieux dans les fonctions vitales ; il en résulte un état qui, sans être précisément une maladie déterminée, est comme le prélude de plusieurs affections ; on l'a appelé d'un nom carnetéristique : *malaria urbana*. Contre cet état, la matière médicale, aussi variée soit-elle, ne peut fournir aucun agent curatif.

Indépendamment des dommages que l'homme éprouve dans sa santé, soit par l'influence des milieux, soit par ses propres écarts, il porte parfois en lui des germes héréditaires, des affections constitutionnelles, diathèses, cachexies: ces divers états cèdent bien rarement à l'action isolée des agents médicamenteux, ils portent sourdement leurs ravages dans l'économie, minent et épuisent ses forces.

Enfin, il est des affections qui, après avoir, par des atteintes violentes, mis en péril les jours des malades, laissent à leur suite, un ébranlement général et profond, puis revètent une forme spéciale et toujours dangereuse qui constitue l'ordre des maladies chroniques.

Dans quelque situation, parmi celles que nous venons d'indiquer, que se trouvent les personnes souffrantes, tous les remèdes appliqués, en vue de rétablir leur santé, resteront impuissants aussi longtemps que ces constitutions ne seront pas soustraites aux causes morbigènes qui agissent sur elles, et jusqu'à ce qu'elles soient placées dans des conditions toutes nouvelles d'hygiène physique et morale, le traitement devra donc avoir pour base essentielle un milieu nouveau bien choisi, exempt de toute influence nocive.

L'importance des milieux a été appréciée dans tous les temps ; les œuvres immortelles d'Hippocrate contiennent un chapitre sous le titre : *de l'Air, des Eaux* et *des Lieux*, où on l'on retrouve les vrais principes de l'hygène privée et publique.

Plus les sciences ont progressé, et mieux on a su se rendre compte des influences produites sur l'homme par les milieux dans lesquels il vit aujourd'hui. Ces études ont conduit à la constitution d'une science à laquelle on a donné le nom de *mésologie*; cette science a des branches multiples où la *sociologie* peut puiser fructueusement : nous n'avons nul dessein de l'exposer ici dans son ensemble ; mais nous nous attacherons à montrer les rapports physiologiques et pathologiques entre l'organisme humain et le milieu où il fonctionne.

La perfection en matière de salubrité, comme en toutes choses, n'existe nulle part, sans doute ; mais il est constant que certains pays sont plus favorisés que d'autres à cet égard, et que dans ces pays, des localités spéciales ont fait leurs preuves comme *stations sanitaires*. La Suisse offre un grand nombre de ces stations, nous les avons parcourues et étudiées, nous en avons fait l'objet d'un travail tout spécial, et c'est de ce travail que nous donnons un résumé propre à faire connaître suffi-

samment la nature des ressources qu'elles possèdent.

Les stations sanitaires, cela va sans dire, doivent être choisies suivant l'état maladif qu'il s'agit de combattre; telle localité, très-convenable pour un malade, pourrait être inefficace, nuisible même pour un autre et *vice versa*.

On reconnaît en général deux sortes de stations sanitaires, différant entre elles sur beaucoup de points : les *stations maritimes* et les *stations des montagnes*. Nous ne nous occuperons tout naturelle-ment, en parlant de la Suisse, que de ces dernières.

Disons tout d'abord que le séjour en Suisse per-met de pratiquer différents genres de cures : *les cures d'air, les cures d'eaux minérales, celles de petit lait, celles de raisins*. Ces diverses sortes de cures se trouvent souvent dans les mêmes localités; plu-sieurs peuvent y être faites soit simultanément, soit successivement; aussi, tout en cherchant à indi-quer séparément les lieux qui satisfont à des indi cations spéciales, il nous arrivera quelquefois, ou d'anticiper dans la description générale de certaines stations, ou de revenir sur nos pas, pour les faire mieux apprécier sous leurs divers aspects.

DES CURES D'AIR.

Les cures d'air sont dues, avant tout, aux influences des climats; or, on sait de combien d'éléments se compose le climat d'une localité quelconque:
la position qu'elle occupe sur le globe, la végétation,
la composition du sol, sa conformation, son exposition, sont autant de considérations qui contribuent à
en déterminer le caractère; toutes ces données sont
modifiées, encore et surtout, par l'altitude.

Après avoir étudié ces divers états, il faudra apprécier l'influence réciproque qu'ils exercent les uns
sur les autres, afin d'en tirer des conclusions exactes, d'en faire des applications pratiques. C'est là ce
qui constitue la topographie médicale à laquelle
Hippocrate attachait une si grande importance, qui
a été si vivement recommandée par Haller et par
tous les grands médecins.

Suivant ces principes et d'après les observations faites, les stations sanitaires de la Suisse ont été divisées en trois classes : 1° climats doux, 2° climats toniques, 3° climats excitants. D'une manière générale le climat de la Suisse est distingué en *alpin* et *alpestre*: au premier appartiennent les localités situées au-dessus de deux mille mètres, au second celles situées au-dessous de cette hauteur.

Nous parlerons peu ici des régions alpines (hautes montagnes) dont l'habitation ne peut être continue sans déterminer des accidents, même chez les constitutions saines et robustes, elles sont particulièrement dangereuses pour les personnes pléthoriques disposées aux affections inflammatoires, aux hémorrhagies, à l'emphysème pulmonaire.

C'est dans la partie alpestre que nous trouvons les stations sanitaires proprement dites, et parmi celles-ci, les plus favorables, les plus fréquentées sont généralement aux environs de mille mètres dans ce qu'on appelle les régions *montueuses moyennes*.

Les physiologistes et les physiciens rendent parfaitement compte des phénomènes vitaux produits par l'air des montagnes : la raréfaction de l'air, par conséquent la diminution de la pression atmosphérique, imprime de l'activité à la respiration et à la circulation, l'évaporation cutanée et l'évaporation

pulmonaire sont augmentées, le mouvement péri-
phérique imprimé au sang exerce, sur le système
musculaire et sur le système nerveux, une action
bienfaisante et amène un dégagement, une déplétion
des viscères abdominaux ; aussi les premiers effets
ressentis sont une plus grande faculté de loco-
motion, un sentiment de bien-être général, une
sorte d'allégement, un appétit plus vif, les di-
gestions plus faciles et plus régulières, et enfin, ce
qui est d'un prix inestimable, un sommeil calme et
réparateur. Tels sont, en général, les effets produits
chez les personnes qui arrivent en Suisse, soit fa
tiguées par un travail intellectuel, soit sous l'influence de troubles nerveux dus aux habitudes ou
aux écarts de la vie des villes. Certains convalescents de maladies aiguës éprouvent fréquemment,
eux aussi, un bien-être presque immédiat ; mais ces
résultats heureux ne se montrent pas, à beaucoup
près, aussi promptement, aussi sûrement, chez des
malades plus gravement atteints, épuisés par de
longues souffrances ; pour ceux-ci il faudra recourir
à des cures autres encore que celles de l'air, spécialement aux eaux minérales appropriées.

Ne voulant pas anticiper sur des sujets que nous
traiterons plus loin et nous renfermant, en ce moment, dans ce qui concerne les cures d'air, nous indi-

querons, d'une manière générale, le climat propre aux diverses contrées. Nous ne pouvons, on le comprend, faire des descriptions détaillées de chacune de celles-ci : l'important est de faire connaître les catégories principales et les conditions qu'elles présentent. Le malade devra, dans tous les cas, avant de se mettre en route, pour une cure en Suisse, consulter son médecin sur le lieu vers lequel il devra se diriger, puis le même malade devra prendre les conseils du médecin de la localité où il ira séjourner, et les suivre en tous points.

Cette recommandation est d'autant plus nécessaire que les préjugés et les erreurs les plus nuisibles sont répandus dans le monde, au sujet des stations sanitaires de la Suisse.

Les climats de la Suisse, nous l'avons dit déjà, sont distingués en trois ordres : *doux, toniques, excitants;* il existe certainement des nuances intermédiaires et il importe d'en tenir compte.

CLIMATS DOUX.

La première catégorie servant de transition entre

la plaine et la montagne, comprend généralement les bords des lacs et les localités qui les avoisinent, de même les vallées bien exposées, bien abritées et dont l'altitude reste au dessous de 1000 mètres ou les dépasse à peine. Le séjour de ces stations convient particulièrement aux constitutions faibles dont la fibre est irritable, disposées à certaine forme d'hérétisme.

Le lac des quatre cantons, et les collines qui l'entourent, présentent les conditions que nous venons d'indiquer: Lucerne et ses environs, Wœggis, Brunnen, Gersau, Farnbülh, sont des lieux de résidence sanitaire où l'on trouve en outre toutes les commodités de la vie; les ressources d'alimentation dont on ne saurait trop se préoccuper y sont toutes réunies, tandis qu'elles font souvent défaut dans des localités trop éloignées des centres de population.

Les environs charmants du lac de Thun, ceux du lac de Brienz, ne sont pas moins bien partagés; nous rappellerons *Spiez* sur le lac de Thun, *Gissbach* sur celui de Brienz.

Interlaken qui sépare ces deux lacs est une station très agréable, vers laquelle se sentent attirés tous les touristes et d'où ils rayonnent dans diverses directions pour visiter les sites remarquables de cette partie de l'Oberland Bernois; quant aux valétudinaires, ils y trouvent la cure de petit-lait; et, non loin, la station de Lauterbrunnen et sa vallée.

Le lac de Genève, dans son long parcours, présente, sur ses deux rives, une série continue de stations : Genève en particulier est entouré de villas, véritables *Sanatoria*, construites sur les pentes des côteaux les mieux exposés, parmi lesquels il faut citer le grand et le petit Sacconet; *Salève*, bien que situé sur le territoire de la Savoie, a trop d'importance pour ne pas être indiqué; on n'a, en quelque sorte, que l'embarras du choix: il existe cependant des nuances assez marquées; sur certains points, l'air est un peu vif. Il sera toujours prudent de se faire conseiller par le médecin.

Depuis quelques années on voit se multiplier, autour de Genève, des établissements de convalescence auxquels rien ne manque de ce qu'exige leur destination spéciale.

Vers l'autre extrémité du lac, Vevey, Montreux, Veytaux, présentent des conditions excellentes pour les santés qui ont besoin d'apaisement d'une atmosphère calme et douce. Cette région, et notamment les localités que nous citons, conservent ces précieuses qualités même pendant l'hiver, et nous les signalons comme de bonnes stations hivernales.

Les autres lacs, ceux de Neuchâtel, Bienne,

Zurich, Constance, bien que présentant parfois des variations de température un peu trop accusées, offrent néanmoins, à proximité de leurs rives, toujours semées de riants villages, plusieurs stations convenant très-bien comme séjour de l'ordre dont nous nous occupons.

De nombreuses localités encore peuvent être rangées dans la même catégorie; dans les cantons d'Appenzel: *Gais, Weissbad, Gonten*; dans le canton du Tessin *Lugano ;* dans les Grisons Le *Presc, Fidéris;* dans le canton de St-Gall, *Ragatz, Pfeffes* : mais nous retrouverons ces diverses stations en parlant des cures d'eaux minérales.

Ceux qui se destinent à faire une cure sous l'influence des autres ordres de climat dits *toniques, excitants*, feront bien de commencer par séjourner, pendant quelques jours, dans les contrées que nous venons d'indiquer, avant de se rendre dans les stations plus élevées, afin d'éviter des impressions trop brusques et pour ménager la transition entre l'atmosphère des lieux bas et celle des montagnes à air vif.

Nous avons publié ailleurs quelques considérations que nous croyons être ici encore à leur place : indépendamment des influences de climat propres aux lacs et à leurs environs, on pourrait tirer un très-bon parti, pour plusieurs états de santé, d'une navigation suivie, comme médication, sur les lacs: ce n'est pas là, sans doute, la navigation maritime dont les bons effets se constatent chaque jour ; mais l'atmosphère marine, favorable dans beaucoup de cas, ne convient pas à tous ; nous sommes convaincu qu'il y a une catégorie nombreuse de malades auxquels on appliquerait avantageusement la navigation sur les lacs.

Pourquoi n'organiserait-on pas des promenades sanitaires sur les lacs, comme on a organisé des voyages analogues *sur la mer ;* la chose serait infiniment plus simple et plus facile à beaucoup d'égards, les bateaux seraient aménagés en conséquence et pourvus du personnel médical nécessaire. Nous appelons sur ce sujet l'attention des esprits pratiques.

CLIMATS TONIQUES.

La seconde catégorie se compose d'un nombre considérable de stations ; elles conviennent aux tempéraments qui accusent une sorte de torpeur de l'économie, aux personnes à fibres molles, débilitées à la suite d'affections nerveuses, de dyspepsies; aux chloro-anémiques, aux enfants lymphatiques ou scrofuleux.

Ces stations sont situées, en général, aux environs de 1000 mètres; la température y est plus basse que dans les vallées inférieures : il est donc désirable que les personnes qui doivent séjourner là ne soient pas trop impressionnables au froid.

Presque toutes les parties de la Suisse possèdent de ces sortes de stations; nous en citerons quelques-unes parmi celles qui sont le plus renommées : Engel-bert, dans l'Untervald, au fond de la vallée de l'Aa, à 1033 m. d'altitude, est une résidence parfaitement abritée au nord, permettant de faire des prome-nades très-favorables au relèvement des forces ; dans l'Oberland bernois, l'Abendberg, 1105 m., près d'In-terlacken ; Grindelwald, 1046 m., à proximité des deux groupes de glaciers ; au-dessus du lac de Thun, l'hôtel St-Béatemberg, 1147 ; sur le Jura, St-Cergues, 1046 m. ; dans la vallée du Rhône, au-dessus de Bex, les villages de Frenière, 1120 m., de Grion, 1235 m. ; près du lac de Zurich, l'Uetliberg, 867 m. ; Ste Croix, 1108 m. près d'Yverdon ; dans le canton de Neufchâtel, la Chaux de Fonds, 1034 m. ; le Loccle 924 m., etc., etc.

La plupart de ces stations jouissent d'une heureuse exposition ; il est bon de noter cependant que l'abaissement de température, à cette hauteur, est parfois rapide, surtout après les pluies : l'époque la meilleure, la plus sûre pour fréquenter ces stations commence avec le mois de juin et finit avec septembre.

CLIMATS STIMULANTS.

La troisième catégorie se rapporte aux stations les plus élevées ; parmi celles-ci il en est dont le séjour un peu prolongé ne peut convenir qu'à un très petit nombre de personnes, par exemple la Jungfrau, 2487 m.; le Faulhorn, 2620 m.; l'Eggischhorn, 2500 m.; la Wengernalp, 2487 m.; le sommet du Mont Pilate, Klimsenhorn, 2222 m.; le sommet du Righi, Righiculm, 1810 m. Ces diverses localités sont généralement pourvues de logements confortables, quelques constitutions spéciales se trouvent bien du séjour dans ces stations exceptionnelles.

Mais il est d'autres stations d'une élévation de 1500 à 1800 mètres qui conviennent parfaitement à des personnes débilitées, dont le système nerveux, plus ou moins atteint, réclame un stimulant énergique comme l'est un air vif et incessamment renouvelé.

La Haute Engadine est la région vers laquelle affluent plus nombreux chaque année ceux qui cherchent les stations élevées ; on pourrait dire même qu'il y a de ce côté une sorte de vogue ; il est vrai qu'on y rencontre diverses eaux minérales dont nous parlerons plus loin.

Parmi les stations très-suivies de l'Engadine, figurent aux premiers rangs, Saint-Moritz, 1786 m.; Pontrésina, 1808 m.; Silva Plana, 1793 m., près du lac de ce nom ; Davoz am Platz, 1558 m.. dans la vallée voisine de l'Engadine. Des conditions analogues existent dans le canton de Schwitz au Stoos, à Axenstein, 1022 m.; aux stations établies sur les flancs du Righi : Righi-Scheydeck, 1648 m.; Righi-Stoffel, 1594 m.; Righi-Kaltbad, 1456 m. — Le Valais a Louesch-les-Bains, 1359 m.; Zermatt-les-Bains, 1754 m. Au-dessus de Lauterbrunen on trouve les stations de Wengen, 1612 m. et de Muren, 1630 m., dans le canton du Tessin le Monte-Generoso, etc., etc.

L'action sanitaire de l'air dans ces stations élevées est secondée par celles des eaux minérales qu'elles possèdent presque toutes ; mais, en ce qui concerne spécialement l'influence de l'air, il a été constaté, et c'est un fait d'une haute importance, que ces régions étaient très-favorables à bon nombre de phthisiques ; en raison de la *diète respiratoire*, due à la raréfaction de l'air, les hémoptysies disparaissent et il se produit une sorte d'emphysème pulmonaire qui arrête, paraît-il, la marche de l'affection tuberculeuse.

Un fait certain, c'est que les habitants de ces régions jouissent d'une immunité complète à l'égard de la phthisie pulmonaire et que l'asthme est très commun chez eux : des études suivies ont été faites par les médecins de ces contrées, et sur les indigènes et sur les malades qui viennent y faire leur cure ; les conclusions sont toutes favorables à la préservation, à l'atténuation et même à la curation de la phthisie, par l'action de ce climat.

Il est désirable que ces observations se continuent et qu'elles confirment les heureux résultats constatés déjà.

Tout en indiquant les avantages propres à ces stations nous insisterons sur la contre-indication formelle d'y envoyer des personnes pléthoriques, affectées de maladies du cœur, ou atteintes de rhumatismes : toutes seraient exposées à des accidents ;

ajoutons que, sauf quelques rares exceptions, ces stations élevées ne peuvent être habitées par les malades que pendant la courte période qui s'écoule entre la fonte des neiges et leur réapparition, c'est-à-dire de la mi-juin à la mi-septembre.

Nous ne pouvons quitter la question des cures d'air, sans rappeler les influences diverses qui contribuent à caractériser ces stations spéciales : ainsi la végétation modifie essentiellement la composition de l'air ; les plantes aromatiques, les arbres résineux répandent dans l'atmosphère, avec leurs senteurs stimulantes , des effluves dont les organes de la respiration ressentent les effets immédiats et directs ; par la même voie ces effluves pénètrent dans l'organisme et le revivifient.

Les lacs, traversés par de grands courants de rivières, forment d'immenses réservoirs d'où l'action solaire fait surgir l'eau vaporisée ; les torrents, les cascades brisent et divisent à l'infini le produit des fontes de neige et reportent dans l'air de nouveaux agents modificateurs.

La lumière et l'électricité sont, on le sait, deux éléments aussi actifs que puissants. Or la lumière solaire est répandue à profusion dans les régions élevées et la tension électrique augmente avec l'altitude : ces influences réunies impriment nécessairement de l'activité aux organes et aux fonctions vitales.

Tout concourt donc à constituer, en Suisse, les milieux qui fournissent les véritables bains d'air, de lumière, de calme, de bien-être physique et moral.

Ces belles et précieuses contrées ont cependant, même dans les meilleurs mois, des heures tourmentées où il faut prendre ses précautions. Il n'est pas si beau ciel qui ne soit visité par les nuages et par les vents : parmi ces derniers, il en est un, *le Fœhn*, de provenance africaine, qui parfois envahit brusquement certaines parties de la Suisse, les couvre de son haleine étouffante, jette le désordre partout et détermine un état d'énervement chez l'homme et même chez les animaux.

Mais, si le Fœhn agit en furieux, sa colère n'est pas, en général, de très longue durée ; le plus souvent le vent d'ouest lui succède et résout, en pluies abondantes, la masse de vapeurs produites par le vent d'Afrique.

Il est vrai que ce sont alors des pluies torrentielles ; ces pluies tombent infiniment plus serrées dans les montagnes que dans la plaine ; toutefois ce phénomène météorologique a aussi ses avantages, car il lave l'air et en précipite les éléments nuisibles qui s'y étaient répandus.

Les orages eux-mêmes, sans parler des horreurs sublimes qu'ils offrent à contempler, surtout au milieu des montagnes, font mieux sentir tout le prix des jours sereins ; puis, après les commotions qu'ils ont produites, les orages laissent toujours un ciel plus pur, un air rafraîchi et qui reçoit tous les arômes de la terre.

Toujours est-il que les valétudinaires, qui se rendent au stations sanitaires de la Suisse, doivent se prémunir contre les incidents et les intempéries qu'ils peuvent avoir à y subir.

Nous ajouterons que, s'il est utile de changer de milieu pour combattre un état de maladie, pour rétablir l'ordre dans la santé, il importe aussi de savoir maintenir, dans de justes limites, l'ébranlement auquel on soumet l'économie ; il ne faut pas s'exposer à voir les influences nouvelles dépasser le but recherché : tout changement de climat exige des précautions spéciales ; il est nécessaire, à cet égard, de se laisser guider par les médecins de la localité. Cette observation s'applique également au régime alimentaire, aux excursions, aux exercices divers qui ne conviennent pas de la même manière à tous.

CURES D'EAUX MINÉRALES.

STATIONS THERMALES.

Les eaux minérales sont répandues dans toutes les régions de la Suisse; on en rencontre dans les hautes vallées, dans la plaine, dans les ravins, dans le lit de rivières : le nombre de celles dont on fait usage dépasse 400; plusieurs de ces sources ne sont utilisées que par les habitants du voisinage; mais, il en est qui ont acquis, à l'étranger même, une grande et légitime réputation.

Il existe plus de 200 établissements de bains qui tous sont plus ou moins fréquentés.

La constitution variée du sol, la configuration accidentée du pays expliquent la diversité des eaux minérales de la Suisse, au point de vue de leur composition, et de leur thermalité.

Les principaux éléments qui ont servi à distinguer en diverses classes les eaux minérales, se retrouvent, avec toutes leurs nuances, dans les sources de la Suisse, tour à tour ferrugineuses, bi-carbonatées, sulfurées, chlorurées ; plusieurs sont iodées et bromurées. Quant à la température, un bon nombre appartient aux eaux froides, d'autres à la température moyenne, dans d'autres, comme à Louesche, la température dépasse 50 degrés.

La minéralisation et la thermalité jouent, sans doute, le rôle essentiel dans l'application d'une cure, et les nombreuses stations de l'Europe présentent ces deux éléments à tous les degrés ; mais en Suisse, aux qualités générales, propres aux eaux minérales, viennent se joindre les influences des climats que nous avons décrits dans le chapitre précédent et qui contribuent puissamment aux bons effets de la cure.

Nous ne faisons pas ici un traité de thérapeutique hydro-minérale ; nous pouvons dire cependant que, suivant les conditions des milieux, et aussi de préparation où sont placés les malades, le mode d'administration des eaux pourra recevoir des applications spéciales ; c'est là ce qui explique les procédés employés en Suisse, plus qu'ailleurs, dans la Balnéothérapie particulièrement.

Les stations balnéaires de la Suisse ont presque toutes leur histoire et leur légende ; nous aurons l'occasion de les rappeler pour plusieurs d'entre elles. Certaines stations ayant joui autrefois d'un grand crédit, sont presque abandonnées aujourd'hui ; d'autres, dédaignées pendant longtemps, sont devenues les plus réputées et les plus fréquentées. Il importe de se tenir en garde et contre l'oubli, parfois injuste, et contre l'engouement ; la tradition, bien comprise, est souvent un auxiliaire du progrès et nous aurons plus d'une fois à faire ressortir la valeur de traditions conservées dans le pays ; les vrais observateurs doivent toujours tenir certain compte des pratiques du passé.

Nous signalerons, dès à présent, la durée prolongée et la haute thermalité des bains, autrefois en usage, près des sources minérales de la Suisse ; nous retrouverons dans plusieurs établissements actuels ces procédés mis encore en pratique avec des résultats très satisfaisants.

Les eaux minérales d'une même région ont généralement beaucoup d'analogie entre elles, quant à leur composition ; aussi, malgré certaines différences, que nous aurons soin de signaler, dans leurs propriétés spéciales, désirant faire apprécier plus facilement les diverses stations, nous les exa-

minerons successivement dans chacune des contrées de la Suisse, en nous attachant toutefois à ne
décrire que les plus importantes.

Les établissements de bains, nous l'avons dit déjà,
se trouvent sur tous les points du pays, mais ils sont
plus nombreux dans certains cantons : on les rencontre plus particulièrement dans les Grisons, l'Appenzell, Saint-Gall, Argovie, le Valais, Berne et
Vaud.

LES GRISONS,

SAINT-MORITZ, FIDÉRIS, ALVENEU, TARASP, SCHULS.

Saint-Moritz. — La station est située à une demi-
heure du village de ce nom, dans la haute Engadine,
à 1,856 mètres d'altitude. Les sources très-chargées
d'acide carbonique appartiennent à la classe des
eaux ferrugineuses bi-carbonatées. La *grande source*
a une température de 5°,6; la *petite source*, 4°,3.
Cette basse température est à remarquer : longtemps les eaux ne furent employées qu'en boisson,
elles le sont également en bains aujourd'hui.

L'histoire de la station de Saint-Moritz, remonte

au XV⁰,ou XVI⁰ siècle. Paracelse en parle dans ses écrits, son nom a été donné à la source qui fut trouvée en 1853 dans l'ancien lit de l'Inn. Les sources de Saint-Moritz ont, du reste, eu de nombreuses vicissitudes, dans leur régime et dans leur exploitation ; aujourd'hui cette station possède un très-bel établissement où le comfort ne laisse rien à désirer et où la balnéothérapie est pratiquée avec tous les procédés modernes.

Les eaux de Saint-Moritz, conviennent aux différents états chloro-amémiques et aux névropathies qui en dépendent.

Cette station doit en grande partie aussi ses bons effets, dans le traitement de ces affections, aux influences du climat stimulant que nous avons indiqué déjà. La réputation de Saint-Moritz s'est considérablement étendue, depuis quelques années surtout ; les anglais notamment y viennent en grand nombre.

Fidéris. — Sources ferrugineuses bi-carbonatées ; température 9° centigrades, à 1056 m. d'altitude ; administrées en boisson et en bains. Cette station, dans une gorge de montagnes du Prétigau, est connue' depuis le XV⁰siècle. Au début, les bains étaient pris de la manière la plus primitive ; la baignoire était une auge taillée dans un tronc d'arbre, l'eau était chauffée dans un chaudron, le bain se prenait à la belle étoile, il était réchauffé de temps en temps et on y séjournait jour et nuit.

Les perfectionnements s'introduisirent successivement; Fidéris possède aujourd'hui un magnifiqne Kurhaus où les bains sont chauffés à la vapeur et qui, sous les autres rapports, satisfait à toutes les les conditions d'une bonne installation.

Le merveilleux a toujours eu un goût marqué pour s'exercer auprès des sources; à l'heure qu'il est, cela se voit encore. Au temps du paganisme c'était des dieux ou demi-dieux, des naïades, des nymphes de toutes sortes qui présidaient aux sources et y distribuaient la santé, dans les libations aquatiques. Fidéris a eu ses divinités païennes; mais plus tard, elles furent supplantées par une vierge en robe blanche, dit la légende, qui sortait souvent de la source et se chauffait au soleil; dans ce temps-là, un bain pris dans la nuit de Saint-Jean, équivalait à une cure de huit semaines !!

La science, incrédule par sa nature même, voulut aller au fond des choses, elle s'occupa de l'étude des eaux. Les analyses de Kuppler, Bally, Sonderegger ont fait connaître la composition de celles de Fidéris; bien qu'appartenant à la même classe que les sources de Saint-Moritz, elles sont beaucoup moins minéralisées, la température aussi est moins basse, elles sont mieux tolérées par l'estomac et peuvent s'administrer avec succès contre les dyspepsies et les états atoniques des organes de la digestion.

Nous rappelons, comme renseignement qui peut avoir son importance, qu'à une certaine époque, les malades qui suivaient la cure à Fidéris, étaient saignés ou recevaient l'application de ventouses.

Le climat de cette station est tonique, mais une différence d'altitude de 800 mètres avec Saint-Moritz lui permet de conserver des malades qui ne pourraient supporter l'influence très stimulante propre à cette dernière station.

Alveneu. — En descendant le village, à 400 mètres plus bas, dans la vallée de l'Albula, et aux pieds des montagnes de ce nom, se trouvent les bains d'Alveneu, à une altitude de 951 mètres. Ces sources sont sulfureuses, froides ; elles servent spécialement à traiter les maladies de la peau. A une époque très-reculée, les bains étaient pris en commun dans un grand bassin où étaient placées quelques cloisons. Alveneu fut très fréquenté au milieu du siècle dernier, après la publication des travaux scientifiques des docteurs Grassi et Meinhart-Schwarts. Aujourd'hui la cure à Alveneu se pratique le plus souvent, après ou avant la cure à Saint-Moritz ou à Tarasp.

Tarasp-Schuls. — 1221 mètres d'altitude. Ces deux stations n'en font qu'une, à proprement parler, en raison de leur proximité, de l'analogie de leurs sources, et aussi de leur exploitation; elles sont séparées par le cours de l'Inn, dans la basse Engadine. Cette contrée, voisine du Tyrol, voit sourdre, à chaque pas, des eaux minérales; on y rencontre de nombreuses *Mofettes*, sortes de trous peu profonds, d'où s'exhale de l'acide carbonique ou de l'hydrogène sulfuré.

Les sources principales ont été captées avec soin depuis quelques années, on en a fait plusieurs groupes; le plus important est celui où dominent les principes salins. Les dernières analyses de Planta démontrent, dans les eaux de Tarasp, la présence de plus de 16 grammes de substances fixes par litres; à Schuls plus de 13 grammes; le bi-carbonate de soude et le bi-carbonate de chaux, le chlorure de sodium, le sulfate de soude sont les sels qui y figurent en plus grande proportion; l'acide carbonique se dégage en abondance de toutes les sources; le fer se trouve dans plusieurs d'entre elles, mais en quantité relativement faible et justifiant peu la qualification de ferrugineuses, donnée par divers hydrologistes aux eaux de Tarasp-Schuls.

Ces eaux sont froides: à Tarasp la température

est de 6°25 cent., à Schuls de 8°12 cent.; elles appartiennent réellement à la classe des eaux *salines*, et, en raison des différents sels qu'elles contiennent, elles sont en même temps toniques et laxatives, qualités précieuses qui donnent à ces eaux des propriétés plus étendues que n'en ont beaucoup d'autres; elles conviennent parfaitement contre la pléthore abdominale, les obstructions viscérales et les nombreuses affections qui se relient à ces états. Des auteurs ont divisé les eaux minérales suivant les parties de l'économie sur lesquelles se porte plus spécialement leur action, soit sur les organes de la poitrine, soit sur ceux de l'abdomen; cette distinction a, en principe, une certaine valeur; c'est parmi celles de la seconde catégorie que doivent être rangées les eaux de l'Engadine.

Les stations dont nous nous entretenons, très-anciennement connues, ont été longtemps d'un accès difficile; aujourd'hui on s'y rend sans danger et sans fatigue: une route postale est établie de Coire au Tyrol, traversant la haute et la basse Engadine, et de quelque direction que l'on vienne, on arrive à Tarasp-Schuls ou à St-Moritz, sans rencontrer aucun de ces obstacles signalés dans la plupart des ouvrages.

Les sources de Tarasp et de Schuls appartiennent,

comme nous l'avons dit, à la même société d'exploitation ; cette société a fait construire un vaste hôtel, sur la rive gauche de l'Inn, en face des sources, où l'on se rend en passant sur un pont couvert.

Les excursions dans la basse Engadine offrent les sites les plus variés : la plaine de Schuls, ses côteaux garnis de verdure, Vulpera et ses collines, le hameau isolé d'Avrona, le lac noir, et enfin une vaste contrée encadrée au loin par des montagnes dont la cime s'élève jusqu'à 4 mille mètres ; le convalescent trouvera, dans des promenades ménagées avec soin, à se distraire, à essayer ses forces et à les accroître ; mais il ne doit pas oublier que ces eaux sont très-actives et que la cure, à cette station, réclame plus de précautions peut-être que partout ailleurs.

APPENZELL.

Gais, Heinrichbad, Weisbad, Gonten.

Les sources minérales dans le canton d'Appenzell sont nombreuses ; elles diffèrent peu entre elles par leur composition et leur thermalité; elles sont généralement froides, bi-carbonatées calciques ou ferrugineuses: celles que nous citons sont les plus fréquentées. Ces eaux sont plutôt employées comme un adjuvant de la cure du petit-lait que comme un traitement spécial, elles sont néanmoins très-utiles; quelques-unes sont employées en bains. Toujours est-il que la réunion des deux ressources, offertes et par le petit-lait et par l'eau minérale dans des localités aussi essentiellement propres aux cures d'air, appelle tous les ans un grand nombre de personnes qui, suivant leur idiosynchrasie ou leur goût, trouvent à choisir dans l'Appenzell des séjours très-avantageux au rétablissement de leur santé, spécialement dans les affections névropathiques ou anémiques. Le climat est tonique: l'altitude de Gais est de 934 métres, celle de Heinrichbad 767 m., de Weisbad, 820 mètres, de Gonten, 884 m. Nous retrouverons ces stations en parlant de la cure du petit-lait.

SAINT-GALL.

PFEFFERS, RAGATZ.

Pfeffers. — Cette source est une des plus anciennement connues; sa découverte, d'après divers indices ou documents, remonterait au commencement du XIe siècle; les uns l'attribuent à un chasseur, d'autres à un oiseleur: la légende du reste a construit, sur l'origine de Pfeffers, des récits où l'étrange et le merveilleux occupent une large place, comme d'habitude en ce qui touche les sources anciennes.

L'aspect de Pfeffers, dans son ensemble et dans ses détails, est de nature, il faut l'avouer, à impressionner vivement les esprits, à fournir carrière à l'imagination.

Un seul chemin conduit à Pfeffers: partant de Ragatz il suit, pendant six kilomètres, le cours de la *Tamina*, torrent entravé incessamment dans sa marche par d'énormes blocs descendus des rochers élevés qui s'élèvent à pic sur sa rive droite: à sa gauche est la route taillée dans le roc opposé et qui livre passage à une seule voiture; de distance en distance cependant on a pu gagner du terrain et établir des sortes de gares permettant à deux véhicules de s'entrecroiser.

Cette route sinueuse, accidentée, dominée, en certains points, par les rochers qui surplombent, est une introduction tout-à-fait en harmonie avec le spectacle qui s'offrira bientôt aux regards.

La route aboutit à un cul-de-sac où se trouve

l'ancien cloître devenu l'établissement des bains. Après avoir traversé cet établissement, on voit s'ouvrir la gorge, à l'extrémité de laquelle est la source.

Cette gorge d'une profondeur considérable, est le premier lit de la Tamina qui les parcourt en mugissant. La Tamina vient d'un glacier. Une passerelle suspendue aux flancs des rochers, conduit à la source dite la *Chaudière*. On doit, pour traverser la passerelle, se munir de parapluies qui sont en permanence à l'entrée ; l'eau suinte incessamment des voûtes formées par les rochers ; de loin en loin seulement pénètrent quelques rayons de lumière.

Cette traversée est comme indescriptible : on a comparé, non sans raison, les gorges de Pfeffers à l'entrée de l'enfer de Dante, et ceux qui ont illustré l'œuvre du poëte immortel, ne pouvaient faire mieux que de s'inspirer de l'horreur de ces lieux.

La *Chaudière*, au fond d'une grotte est la grande source ; c'est là, toujours suivant la légende, que dans les temps anciens, les malades attachés avec des cordes étaient descendus par les crevasses de la voûte, pour rester plongés, plusieurs jours durant, dans le bain.

C'est auprès de la *Chaudière* que Paracelse, cet

homme singulier, dont on retrouve le nom et la trace partout en Suisse, aurait, dit-on, passé plusieurs années de sa vie à chercher *l'esprit du feu ! !*

Mais laissons le côté légendaire ou descriptif et parlons des eaux de Pfeffers en elles-mêmes.

Ces eaux, infiniment peu minéralisées, puisque, d'après l'analyse de Pagenstecher, elles ne contiennent que 12 centigrammes de matières fixes, où le carbonate de chaux est pour la moitié environ, appartiennent à la catégorie d'eaux thermales, dites *indifférentes*. On se tromperait fort si on attachait à cette qualification un sens défavorable, car beaucoup d'eaux thermales très-actives sont dans ce cas, telles, par exemple : *Neuhaus, Gastein* en Autriche, *Wildbad* dans le Wurtemberg, *Schlangenbad* dans le Nassau, *Plombières, Néris* en France, etc.

Si donc les analyses chimiques ne peuvent rendre suffisamment compte de l'efficacité de ces eaux, leurs propriétés bien manifestes doivent être attribuées, jusqu'à la découverte de principes encore inconnus, à leur thermalité.

En effet, la température native des eaux de Pfeffers est de 35 à 36° centigrades : prises en boisson, à des doses qui varient de quatre à six verres, jusqu'à quinze ou vingt, ces eaux, par leur température et par la quantité ingérée, agissent.

d'une part, comme le font tous les stimulants diffusibles, et de l'autre, en provoquant une suractivité dans les divers émonctoires de l'économie.

Mais c'est surtout la balnéothérapie qui joue le plus grand rôle à Pfeffers, et de temps immémorial ; l'eau conduite par des tubes fabriqués avec des troncs de sapin, arrive dans les baignoires sans avoir subi aucune opération pour être chauffée ou refroidie. La quantité d'eau fournie par les sources est telle, que le malade, soit dans une baignoire, soit dans une piscine, se baigne constamment dans une eau courante; il est inutile d'insister sur ce double avantage qu'on trouve dans un si petit nombre de stations thermales. Nous citerons cependant Royat aux pieds du Puy-de-Dôme, en Auvergne, qui est dans le même cas.

Une autre influence est celle produite par la durée prolongée du bain. C'est ici que la tradition apporte ses enseignements; nous verrons plus loin comment on procédait autrefois à cet égard, à Baden, à Louesche, et ce qu'on y 'a conservé des anciennes manières de faire. Qu'on ne laisse plus les malades dans le bain, jour et nuit, soit ; mais nous pensons qu'on s'est un peu trop éloigné des anciennes pratiques à Pfeffers ; cependant on y répète encore le bain plusieurs fois par jour.

Nous ne pouvons développer ici toutes les considé-rations physiologiques et thérapeutiques qui s'atta-chent aux bains prolongés; mais nous insistons sur ce fait que c'est en Suisse, avant et plus qu'ailleurs, qu'on a usé de ce procédé et qu'il y subsiste dans plu-sieurs stations. Rappelons que la psychiatrie en use aussi avec succès, dans des cas nombreux, et nous savons que, de Suisse, le procédé s'est propagé dans divers asiles d'aliénés en France.

En résumé, à Pfeffers, les eaux sont prises en bois-son à la buvette de l'établissement, les bains sont admi-nistrés ou dans des baignoires à courant continu, ou dans des piscines dont l'eau se renouvelle sans cesse, celles-ci sont au nombre de huit : quatre pour les hommes et quatre pour les femmes, vingt personnes peuvent s'y baigner à l'aise; tous les appareils pour les divers modes d'administration de douches sont installés et fonctionnent parfaitement.

Les affections qu'on traite à Pfeffers sont celles de l'ordre névropathique; les rhumatismes, les affections utérines, névralgies sciatiques, paraplégies sont aussi du domaine de ces eaux.

Le séjour de cette station thermale convient aux personnes qui veulent consacrer leur temps exclu-sivement à la cure; quant à celles qui sont plutôt maladives que malades gravement, elles trouveront, à peu de choses près. la même médication à Ragatz,

Ragatz, a été appelé justement la succursale de Pfeffers : ce sont, en effet, les eaux de cette source qui sont conduites au Kursaal et dans les hôtels de Ragatz, par des tuyaux semblables à ceux de Pfeffers, fixés, à ciel ouvert, aux rochers tout le long du parcours de la Tamina ; mais dans ce trajet de 6 à 7 kilomètres, l'eau perd deux degrés environ de sa température.

La station de Ragatz à 521 mètres d'altitude, 169 mètres plus bas que Pfeffers, quoique de date assez recente, réunit tout le comfort et les élégances des autres stations thermales les mieux établies. Des appareils aussi ingénieux que commodes fonctionnent pour l'administration des bains partiels, pour introduire dans le bain et en faire sortir les paralytiques. pour tous les genres de douches ; les propriétaires ont créé un grand bassin de natation, non couvert, mais nous le considérons comme convenant mieux aux touristes qu'aux malades. On y trouve l'agrément de salons de conversation, des galeries multipliées, les unes fermées, les autres formant vérandas et des jardins remarquablement tenus.

Le site est très-beau, les côteaux qui font face dominent et suivent le cours du Rhin qui coule tout près de Ragatz. Cette station, avec son chemin de fer, est devenue une sorte de rendez-vous général, d'où il est facile de se diriger vers de magnifiques contrées.

———

ARGOVIE.

BADEN, SCHINZNACH.

Baden. — Située sur la route d'Olten à Zurich, entre cette dernière ville et Schinznach, à 350 m. d'altitude, dans un vallon au milieu duquel coule la Limmat, cette station était déjà fréquentée au temps des Romains ; Tacite en parle sous le nom de *Vicus thermarum*, au moyen âge, elle acquit une grande célébrité. Pendant la durée du concile de Constance, Baden devint le lieu de rendez-vous des prélats qui allaient s'y délasser de leurs longs et ardus travaux et qui affichaient un luxe, poussé par certains d'entre eux jusqu'au scandale ; le facétieux Boggio Braciolini, secrétaire du pape Jean XXIII, a laissé, dans ses lettres, une description des mœurs de cette époque aux eaux de Baden ; ces mœurs n'ont pu être égalées ni en relâchements ni en raffinements par la population interlope, si inventive pourtant, de certaines stations modernes. La lettre de Boggio laisse loin derrière elle le récit plein d'humour et de détails scabreux qu'on trouve, sur le Spa d'avant la révolution, dans les mémoires du prince de Ligne.

De nombreux écrivains ont retracé les splendeurs des eaux de Baden, notamment l'architecte Conrad Gessner, le savant médecin de Bâle, Henri Pantaleon, le grand philosophe Michel Montaigne.

Pendant tout le temps où la diète fédérale siégea à Baden, les ambassadeurs des diverses nations, notamment ceux de la France, donnaient à cette cité une véritable importance politique; c'est là, on le sait, que fut signée la paix, dite de Bade, entre la France et l'empire. Enfin, Baden fut encore le siége d'un congrès, en 1714, après la guerre de succession en Espagne.

D'autres villes d'eaux ont vu, depuis lors, se traiter entre souverains, ministres ou ambassadeurs, de nombreuses questions politiques: Tœplitz, Carlsbad, Wiesbaden, Plombières, Ems laisseront leurs noms attachés à des résolutions qui ont eu de graves conséquences.

Considérées uniquement au point de vue médical, les eaux de Baden ont une grande importance; les auteurs les ont classées parmi les eaux sulfatées calcaires ; elles pourraient l'être, avec autant de raison, parmi les chlorurées, car sur 4 grammes de matières fixes qu'elles contiennent par litre, les chlorures y sont en plus grande proportion que les sulfates.

La température des diverses sources varie de 46° à 50° cent.

La thermalité joue, dans ces eaux, un rôle plus important peut-être encore que la minéralisation. Le refroidissement auquel on doit les soumettre, laisse apparaître des conferves très-analogues à celles qu'on rencontre aux eaux de Néris. Cette sorte de mucilage donne au bain quelque chose d'onctueux, très-agréable à la peau.

On administre les bains à des températures qui, suivant l'indication à remplir, varient de 32° à 38° centigrades.

A Baden la tradition des bains prolongés pendant plusieurs heures, matin et soir, a été conservée et. comme à Louesche, on voit s'y produire la *poussée* : le traitement ne serait pas considéré comme complet si ce phénomène n'était pas observé.

Les ventouses scarifiées sont presque constamment appliquées pendant le traitement, et à plusieurs reprises ; il en est ainsi dans plusieurs stations où les bains sont donnés à une température élevée ; nous avons vu employer ces ventouses dans toutes les cures faites à *Bourbon l'Archambault* (Allier), où on les appelle *Cornets* : c'est en effet avec une petite corne creuse, percée d'une ouverture à son sommet, que les gens de service aspirent l'air par la succion et produisent ainsi la ventouse.

A Baden, l'eau est administrée en boisson, mais à dose modérée : elle produit facilement un effet laxatif.

Indépendamment des diverses sortes de douches, la cure à Baden offre deux modes particuliers d'utiliser les produits des sources : le premier consiste à recueillir le gaz acide carbonique qui s'en dégage en abondance, et à le condenser dans des appareils spéciaux propres à l'administrer en bains locaux ou à le diriger sur certains organes. Ce procédé, déjà ancien à Baden, s'est répandu auprès d'autres eaux chargées d'acide carbonique ; nous l'avons vu fonctionner, il y a quelques années, à Vichy ; mais nulle part nous n'avons constaté son application, sous des formes aussi variées, et avec autant de succès, qu'à *Saint-Nectaire* en Auvergne.

Le second moyen mis en usage est l'*inhalation*, c'est-à-dire la respiration de la vapeur qui se dégage de l'eau, au moment où sortant des tuyaux conducteurs, avec sa chaleur native, elle est projetée dans les baignoires ou dans les réservoirs destinés à la refroidir, avant l'administration du bain. On fait cette inhalation en se promenant dans les corridors et dans les salles où se répandent les vapeurs.

L'inhalation est mise en pratique dans plusieurs autres établissements thermaux ; au *Mont Dore* elle constitue une partie importante de la cure ; toutefois là ce n'est point une émanation naturelle de l'eau minérale, sous la forme de vapeur, qui est respirée, mais bien cette eau chauffée dans des chaudières jusqu'à vaporisation. Nous avons signalé, au Mont Dore même, certains inconvénients de cette dernière opération ; il est certain que le procédé de Baden est préférable, mais il ne peut appartenir qu'aux eaux à température naturelle très-élevée.

Les *Grands Bains* sont distribués dans les divers hôtels de la partie de la ville bâtie sur la rive gauche de la Limmat et qui constituent chacun un établissement au complet. Autant, à une certaine époque, il était difficile de trouver à se loger convenablement à Baden, à se nourrir même, à ce point, qu'en y allant on devait apporter des provisions de bouche et amener son cuisinier, autant aujourd'hui Baden réunit toutes les conditions de bien-être matériel jointes aux avantages offerts par les meilleures stations.

Les pauvres ont, dans tous les temps, joui de la faculté de faire gratuitement leur cure à Baden ; autrefois c'était dans deux grands bassins, non couverts. le bain Ste-Vérène et le bain libre (Freibad) que jeunes et vieux, hommes et femmes se baignaient en commun ; maintenant ils se baignent dans des conditions très-convenables, sur la rive droite de la Limmat. où des sources alimentent les *petits bains* (Emmertbaden).

Le cadre des maladies traitées par la cure à Baden, est très-étendu, trop étendu peut-être. Les états où cette cure convient le mieux sont les rhumatismes sous la forme névralgique, et en général les névroses qui affectent spécialement les viscères abdominaux : c'est déjà un terrain de médication très-vaste : en pareils cas, les eaux de Baden sont vraiment efficaces. Elles exercent aussi, paraît-il, une sorte d'action élective sur les organes sexuels de la femme : la tradition, là encore, rappelle qu'en tout temps les femmes du monde sont allées à Baden, pour trouver remède à la stérilité : mais celle-ci tient à des causes si diverses, que des diagnostiques préalables devraient toujours être établis avec soin.

C'est un grand tort que de vouloir attribuer toutes les vertus aux eaux minérales et à chacune d'elles en particulier : la stérilité, par exemple, n'a

cessé d'ètre indiquée, par certains prôneurs exces-
sifs des établissements auxquels ils appartenaient,
comme devant céder infailliblement au traitement
par leurs eaux ; il est peu de stations qui n'aient été
citées comme souveraines à cet égard ; on préconisait, il est vrai, en même temps, toutes sortes de
pratiques superstitieuses ; Baden a eu les sien-
nes. Ainsi les femmes stériles devaient, avant tout,
pour cesser de l'ètre, boire à jeun et en cachette, un
verre de l'eau minérale, un pied placé dans *le trou
de Ste-Vérène*, source portant encore ce nom.

La source de la Sauvenière à Spa est dotée de la
même légende : le *pied de St-Remacle*, nom donné à
une large entaille faite dans la dalle qui entoure
cette source, offre la fécondité à toute femme qui
boira, son pied droit introduit dans l'entaille où
St-Remacle a laissé l'empreinte du sien.

On retrouve, comme nous disions au commencement de ce chapitre, les superstitions les plus bizarres
auprès d'une infinité de sources : ce n'est pas assez,
paraît-il encore, et à chaque source nouvelle on
s'efforce d'attacher des superstitions non moins ridi-
cules et beaucoup moins pardonnables, au siècle de
lumières où nous sommes.

La station de Baden est certainement, parmi
celles de la Suisse, une des plus dignes de fixer l'at-

tention par les propriétés thérapeutiques de ses eaux, par leur mode d'administration, par la situation offrant un séjour très-agréable et aussi par les souvenirs historiques qui s'y rattachent.

Schinznach. — Cette station dont l'origine remonte à peine à deux cents ans, a acquis une grande renommée, justifiée par la nature et les propriétés de son eau minérale. L'eau de Schinznach est essentiellement sulfureuse bien qu'elle contienne aussi une notable quantité de chlorure ; elle est l'une des plus riches dans la classe à laquelle elle appartient : ses matières fixes sont de 2 grammes 642 par litre. L'hydrogène sulfuré et l'acide carbonique se dégagent de la source dans de fortes proportions.

Situé sur la route de Bâle à Zurich, à quelques minutes du chemin de fer, l'établissement de Schinznach qui, dans ces dernières annnées, a pris un immense développement et forme aujourd'hui un bel édifice, est bâti sur la rive droite de l'Aar. Son altitude est de 321 mètres. Une seule source l'alimente, mais en quantité suffisante pour le service.

L'histoire de cette source est assez singulière: découverte en 1658, sur la rive gauche de l'Aar, elle a disparu au bout de quelques années, à la suite d'un hiver rigoureux et d'une fonte considérable de neiges. Vingt ans après sa disparition, cette source a été

retrouvée dans une île formée par deux bras de l'Aar ;
des dépôts successifs ont relié cette île au terrain de
la rive droite et, de la sorte, la source a aujourd'hui
une orientation opposée à celle de son origine.

Un captage perfectionné, il y a une dizaine d'années, par le savant et habile ingénieur des mines,
M. François, procure le débit de 280 mètres cubes
d'eau minérale par 24 heures.

La température de l'eau est sujette à des variations notables, qui se constatent par les documents
des divers observateurs ; depuis un siècle cette température a oscillé entre 36° et 28° ; sa température
actuelle est de 29° environ; en hiver l'eau est généralement plus chaude qu'en été. Il serait intéressant
de savoir si les différences de la température influent
sur la minéralisation.

L'administration des eaux de Schinznach a lieu
sous différentes formes : en boisson, à dose modérée,
en bains d'une durée moins longue que par le passé,
et cependant la *poussée* s'y produit encore le plus
souvent; en douches de diverses sortes, mais principalement percutantes, à l'effet de produire la résolution
où la révulsion; en applications locales de compresses,
imbibées d'eau sulfurée, renouvelées plusieurs fois
par jour et recouvertes de taffetas imperméable. La
pulvérisation et l'inhalation sont également employées

à Schinznach; ces modes multiples de l'emploi de l'eau sulfureuse ne sont pas mis en pratique indifféremment et chez tous les malades ; il serait très imprudent d'agir de la sorte si les personnes qui vont faire la cure à Schinznach portent des affections ayant certains points de ressemblance, puisque c'est la peau qui généralement est le siége de leur manifestation ; le psorisme reste toujours un véritable protée, il doit être étudié avec discernement et traité avec circonspection.

L'observation clinique a démontré l'efficacité des eaux de Schinznach, particulièrement contre les dartres humides, secrétantes. Ces eaux sont encore utiles dans les cas où la diathèse scrofuleuse est liée à la diathèse herpétique ; certains *accidents tertiaires* sont traités avec succès à Schinznach comme ils le sont par d'autres eaux sulfureuses, notamment à Aix-la-Chapelle.

BERNE.

GURNIGEL, BLUMISTEIN, WEISSENBOURG, ROSENLAUI, HEUSTRICHBAD.

Gurnigel. — Sa proximité de Berne, son air pur

et vivifiant ont procuré à cette station une fréquentation de plus en plus suivie. A 1155 mètres d'altitude, sur un plateau, aux pieds de la montagne qui forme le prolongement de la chaîne du Stockhorn, Gurnigel a vu ériger ses premiers bâtiments à la fin du XVIe siècle. Ses eaux appartiennent à la classe des sulfatées calciques; elles contiennent un gramme et demi environ de matières fixes par litre ; sa température est de 8° centigr. Les deux sources principales, le *Schwartzbrünneli* et la *Stockquelle*, sont très-anciennement connues; une source nouvelle a été découverte en 1864, elle a une plus grande quantité d'hydrogène sulfuré que les deux autres ; il existe en outre une source ferrugineuse utilement employée dans certains cas.

L'eau est plus particulièrement prise en boisson ; ses propriétés la rendent très-efficace contre les embarras des voies digestives; on leur reconnaît aussi une action fortifiante augmentée par la bonne influence du climat dont jouit cette station.

Les bains et les douches sont aussi administrés à Gurnigel ; les bains n'avaient été cependant, jusque dans ces derniers temps, considérés que comme une partie accessoire du traitement; mais les appareils et les procédés balnéaires sont, depuis quelques années, introduits et perfectionnés à Gurnigel, et l'éta-

blissement a reçu des embellissements et d'importantes améliorations.

Gurnigel est le lieu préféré_de *villégiature* de la
Société Bernoise.

Blumistein. — Non loin de Gurnigel et à une distance à peu près la même de Thun, à 7 kilomètres
environ, est située la station de Blumistein, aux
pieds de la chaîne du Stockhorn. Les eaux, d'une température de 10° centigr., peu minéralisées (elles
contiennent à peine un gramme de substances fixes),
sont bi-carbonatées calcaires et ferrugineuses; elles
sont principalement administrées en bains et en
douches, dans un établissement bien installé et ali-
menté par quatre sources qui émergent d'une prairie
voisine. La proximité de Gurnigel permet d'user en
même temps, pour la cure, des eaux sulfureuses de
cette dernière station, sous la forme de boisson.
Les différentes sortes de chlorose et d'anémie sont
traitées avec avantage par les eaux de Blumistein.

Weissenbourg. — Cette station, située dans une
gorge, à une altitude de 896 mètres, est distante de
20 kilomètres de Thun et de 45 de Berne. Il existe
une seule source que l'on voit sortir d'une fente de
rocher, mais qui, d'un débit abondant, suffirait à alimenter un établissement de bains plus considérable
que celui qui existe; il est vrai que les bains ne sont

utiles qu'accessoirement dans la cure; celle-ci consiste à boire l'eau, en commençant par un demi verre et jusqu'à huit verres.

La cure ne dépasse pas en général 20 jours.

A la source de Weissenbourg, dont la température varie de 21° à 23° cent., le sulfate de chaux figure pour les deux tiers dans sa composition minérale, les matières fixes sont de 1 gr. 60. L'acide carbonique, existe dans ces eaux, à l'exclusion de l'hydrogène sulfuré.

Les affections des voies respiratoires sont celles qui sont le plus généralement traitées à Weissenbourg, surtout la forme catarrhale chronique; les médecins qui exercent à cette station ont relaté en outre des observations, d'où il résulterait que la phthisie aurait été vaincue ou arrêtée dans sa marche, sous l'influence de leur médication thernale.

Rosenlaui. — Ses eaux, chlorurées et sulfatées sodiques, conviennent, sous la forme de boisson, dans les obstructions viscérales, surtout chez les sujets lymphatiques ou menacés de scrofulose; on les administre en bains contre les affections rhumatismales. Le site de Rosenlaui est des plus remarquables, à 1330 mètres d'altitude, dans une gorge, aux pieds du Engelhorn et du Wellhorn dont l'aspect est splendide. Le torrent *Reichenbach* a ses chutes célèbres dans le voisinage des bains.

Rosenlaui a de très-nombreux visiteurs; là s'arrêtent tous les touristes qui se rendent de Griendelwald à Meyringen et réciproquement, ou qui vont visiter les glaciers renommés de Rosenlaui. — De ce glacier toute la partie inférieure a disparu depuis quelques années; on craint que le glacier supérieur qui est déjà entamé n'ait le même sort.

La réputation du glacier a dominé celle des eaux de Rosenlaui, elles ne sont pas fréquentées autant qu'elles mériteraient de l'être.

Heustrichbad, appartient encore au canton de Berne, dans la vallée de Kander, à 630 mètres d'altitude. Distante de 12 kilomètres de Thun, cette station a des eaux sulfurées sodiques, d'une température de 8° 4 cent., peu minéralisées, 0 gr. 695 de matières fixes; il s'en dégage de l'hydrogène sulfuré et de l'azote, et point d'acide carbonique. Il existe aussi une source légèrement ferrugineuse; on administre ces eaux, particulièrement en boisson, contre les affections catarrhales; le rhumatisme nerveux y est traité par des bains, d'abord chauds et un peu prolongés, puis ceux-ci sont donnés à une température de plus en plus basse. jusqu'à celle que l'eau apporte à la source; mais alors ils sont de courte durée.

Ce mode de traitement est en quelque sorte spécial à la station de Heustrichbad, il est aidé beaucoup par les bonnes conditions du climat de cette localité.

***

LE VALAIS.

LOUESCH, SAXON.

Louesch, est, sans contredit, la station thermale de la Suisse dont le nom s'est répandu le plus au loin : elle doit sa célébrité, et à sa date ancienne (on fait remonter la découverte de ses sources au XIIe siècle), et à sa situation, et au phénomène de la *poussée* observé là plus qu'ailleurs, phénomène dont on a donné des interprétations si diverses.

Les sources de Louesch affluent nombreuses au milieu du village situé dans une sorte de bassin, entouré de forêts et de montagnes, aux pieds de la *Gemmi* qui le domine d'une hauteur de 887 mètres.

Cette station a néanmoins une altitude de 790 mètres au dessus du Rhône, et de 1415 mètres au dessus du niveau de la mer. La *Dala* formée par les eaux provenant des montagnes traverse le village et s'ouvre passage par la voie que suit la seule route qui, de celle du Simplon, conduit à Louesch ; à moins qu'on ne veuille y pénétrer par le chemin scabreux de la Gemmi.

La route qui, après avoir traversé le Rhône sur un pont couvert, monte d'abord à *Louesch-ville*, bien que sinueuse et assez escarpée, n'est qu'un avant-goût de celle qui devra être parcourue pour se rendre à *Louesch-les-Bains*. Serpentant sans cesse autour de la montagne, s'élevant puis s'abaissant, côtoyant les ravins profonds creusés par la Dala qu'elle doit traverser sur un pont solidement établi, Cette route, très resserrée en certains points, offre des aspects fort pittoresques.

Les eaux de Louesch sont *sulfatées calciques* ; sur deux grammes environ de matières fixes par litre, le sulfate de chaux est dans la proportion d'un gramme et demi ; des analyses récentes ont constaté la présence de l'iode, du brôme, et même des traces d'arsenic.

La température des diverses sources varie depuis 31° jusqu'à 51° centigr. ; la quantité d'eau qu'elles débitent, dans leur ensemble, est évaluée à 10 millions de litres par 24 heures. Cette abondance permet d'alimenter et au-delà les nombreuses piscines des établissements et des hôtels ; la source *St-Laurent*, à elle seule, fournit 6 millions de litres, mais sa température élevée, 51° 25, centigrades, ne permet pas de laisser couler son eau directement dans les piscines oú elle serait ainsi renouvelée incessamment ; on doit, préalablement, procéder à sa réfrigération.

Les bains qui constituent la partie principale de la cure sont administrés à la température de 35 à 37° centigr. Ils sont habituellement répétés dans la journée; leur durée est, suivant les cas, de une à cinq heures dans la matinée, et de une à trois heures dans l'après-midi. — Il est d'usage, après le bain, d'aller se mettre au lit et d'y avoir une sudation.

Est-ce à la minéralisation, à la température de l'eau, au mode d'administration que sont dûs les effets observés par la cure? De longues dissertations ont eu lieu à cet égard : nous pensons qu'on doit les attribuer au concours de ces trois influences.

Il est certain que Louesch est la station où la durée des bains, à température élevée, reste la plus prolongée; ils sont pris dans des piscines où l'on descend par des escaliers donnant dans des cabines séparées où se fait la toilette préparatoire ; celle-ci consiste dans de longs peignoirs de toile ou de flanelle et des foulards enveloppant la tète ou le cou. Les visiteurs sont admis, à la condition de *fermer la porte* et *d'ôter leur chapeau,* à entrer dans l'établissement qui renferme ces piscines et à se promener le long de la galerie qui les borde. C'est un spectacle assez curieux que d'observer dans les réservoirs les hommes d'un côté, les femmes de l'autre, assis sur des sièges mobiles, s'entretenant, ou se livrant à des jeux dressés sur des tables flottantes, absolument comme s'ils étaient dans un salon.

Cette fameuse *poussée* dont il est tant parlé et dont on semble faire une sorte d'épouvantail, consiste simplement dans une irritation de la peau, ne se produisant jamais à la face ni à la paume des mains, ni à la plante des pieds, rarement au tronc et se bornant aux membres, plus particulièrement au voisinage des articulations. Cette irritation de la peau présente des degrés infinis, depuis la simple démangeaison ou cuisson, un léger érythème, jusqu'à de larges plaques d'un rouge plus ou moins vif, avec gonflement simulant l'effet produit par un fort sinapisme; rarement la *poussée* dépasse ce degré; elle détermine chez quelques personnes un mouvement fébrile qui cède au repos et à un laxatif, puis il se fait une desquamation sous forme d'écailles furfuracées et le prurit et autres sensations douloureuses disparaissent.

Ce n'est en réalité que chez un très-petit nombre d'individus que les symptômes locaux ou généraux revêtent une forme, plus sérieuse mais ils ne comportent en aucun cas de danger.

Des irritations de la peau, analogues à celles observées à Louesch, se produisent souvent à la suite des bains de mer, nous les avons constatées auprès de Schiznach, de Pfeffers, ailleurs encore. Nul doute que cette excitation vive sur la surface cutanée n'exerce une action locale importante ; mais l'ensemble de l'organisme en éprouve un retentissement qui vient en aide à la thérapeutique thermo-minérale.

La corrélation entre les fonctions de la peau et celles des autres organes, entre les maladies dont chacun d'eux peut être atteint, est comme infinie : elle exige des études approfondies ; celles-ci seules doivent servir de guide dans la médication dont nous nous entretenons.

Cette médication bien comprise, bien dirigée, a donné à Louesch, des résultats qu'on ne saurait trop apprécier, non-seulement contre des dermatoses rebelles, mais sur des constitutions altérées par des cachexies rhumastismales, scrofuleuses, syphilitiques.

Nous ne prétendons pas que d'autres eaux minérales n'offrent pas des ressources analogues à celles qu'on trouve à Louesche, loin de là ; mais nous considérons comme dignes du plus haut intérèt les observations faites et les résultats obtenus dans la cure à cette station.

Saxon. — Sur la route de Martigny à Sion, à 534 mètres d'altitude, sur la rive gauche du Rhône, non loin de ce fleuve, cette station est aux pieds de la montagne *Pierre à voir*. Ses eaux, dont la température est de 25° cent., sont remarquables par l'iode et le brôme qu'elles renferment; la présence de ce premier métalloïde a été tour-à-tour affirmée et niée, par des analystes. La cause de cette dissidence tenait à l'intermittence de la dose à laquelle l'eau minérale de Saxon contient l'iode: cette dose, en effet, a varié, suivant les diverses époques des analyses, depuis 22 centigrammes jusqu'à des fractions de milligrammes; le plus habituellement, l'iode s'y trouve à 15 ou 20 centigrammes, par litre.

L'établissement des bains est bien installé, l'eau est chauffée à la température où on juge convenable de l'employer; cette opération se fait par serpentinage. Par ce procédé, on a remarqué qu'après avoir élevé l'eau à la température de 40 où 50°, on obtient un dépôt formé par des carbonates terreux. Ce dépôt délayé et chauffé est utilisé comme topique.

Les eaux de Saxon sont employées avec beaucoup de succès dans le traitement des affections lymphatiques et strumeuses, les· tumeurs blanches, les ulcères de mauvaise nature, les affections du système osseux dépendant de la scrofule ; elles sont administrées en boisson, en bains, en douches, en topiques. Cette eau est transportable. La station de Saxon a donc une véritable valeur thérapeutique. Il est fâcheux que la réputation de Saxon ne se borne pas au domaine médical. Malheureusement *un Casino* réunit des malades d'un autre genre : il appelle à lui, et durant tous les mois de l'année, des joueurs de tous les pays ; on ne conçoit pas, alors que partout les maisons de jeux ont été fermées, par respect pour la morale publique, que la Suisse républicaine conserve une pareille santine et soit ainsi l'émule du prince de Monaco.

Le Valais, canton catholique, fait un déplorable abus de son autorité d'état autonome, en entretenant, sur son territoire, un établissement flétri par la morale et contrastant si tristement avec les institutions de la fédération suisse; cet abus contribuera. espérons-le, à faire avancer les réformes constitutionnelles, encore nécessaires dans ce noble pays.

VAUD.

LAVEY, BEX, YVERDON.

Lavey. — C'est dans le lit même du Rhône que les sources thermales de cette station viennent émerger. Des écrits prétendent qu'elles avaient été connues il y a plusieurs siècles, puis qu'elles s'étaient dérobées; elles ont été définitivement captées en 1831. Cette station, non loin de la route de Villeneuve à Martigny, est située sur la rive droite du Rhône, près de la montagne de Morcles, à 433 mètres d'altitude. Ses eaux sont sulfatées et chlorurées; leur température, au griffon, est de 43° centigr., elle diminue de 7 à 8 degrés, dans leur trajet de cinq à six cents mètres jusqu'à l'établissement des bains. Cet établissement, bien installé, permet l'emploi de tous les procédés balnéaires.

L'eau prise en boisson est légèrement laxative, elle est en même temps reconstituante.

Les bains administrés à une assez haute température reçoivent fréquemment l'addition des eaux mères des salines de Bex, peu éloigné de Lavey.

Dans certains cas on a recours aussi, dans la cure,

à l'eau du Rhône pour des douches, des affusions ou des bains d'immersion.

La composition des eaux de Lavey, leur thermalité, leur mode d'administration servent à combattre des affections de différents ordres, particulièrement les rhumatismes, diverses manifestations d'un lymphatisme exagéré et même de la scrofule. L'hôpital cantonal y envoie chaque année un certain nombre de ses malades. Le climat très favorable exerce une heureuse influence sur la cure.

Bex. — En se rapprochant de Villeneuve on rencontre les salines près desquelles est installée la station de Bex, à 420 mètres d'altitude. La minéralisation puissante de ces sources salées, 292 grammes par litre, ne permet de les employer, même en bains, qu'en les étendant beaucoup d'eau simple : celle-ci est en outre préalablement chauffée ; la température des sources ne dépassant pas 10° cent. L'emploi des eaux mères (*Mutterlaugen*) rend surtout de grands services dans le traitement des affections scrofuleuses.

L'atmosphère qui entoure les bâtiments de graduation, chargée des vapeurs salines qui s'en dégagent, offre comme inhalation des ressources d'un grand prix pour les chloro-anémiques et pour des affections catharrales des voies respiratoires. Cette inhalation constitue à elle seule un traitement de la plus haute importance, premièrement par une action de contact sur la muqueuse respiratoire, puis il est certain que les éléments, contenus dans les vapeurs de l'eau saline, pénétrent ainsi dans l'économie, la stimulent et la modifient de la manière la plus heureuse.

Nous avons observé l'efficacité de cette médication à *Münster am Stein*, près de Kreuznach (Prusse). Là les malades passent la journée presque entière se promenant autour des bâtiments de graduation ou assis dans les galeries qui les entourent.

Les eaux salines sont en petit nombre parmi la grande quantité des diverses eaux minérales répandues dans tous les pays; ce sont celles qui rendent incontestablement les plus grands services à la médecine, elles sont même seules applicables au traitement de certaines cachexies profondes, aux désordres si graves que celles-ci portent dans l'organisme; c'est une bonne fortune pour la Suisse que de posséder des sources salines, aussi riches que le sont celles de Bex ; ajoutons que le climat est excellent et, à tous les points de vue, préférable à celui de Kreuznach et de Nauheim, stations salines les plus réputées de l'Allemagne.

Yverdon. — C'est à l'autre extrémité du canton

de Vaud qu'est située cette station. dans le Jura Vaudois, près du lac de Neufchâtel, à 437 mètres d'altitude. Il existe une seule source qui s'élève dans un puits de captage, elle est sulfurée sodique; sa température est de 25° cent., peu minéralisée. Cette eau contient une matière organique : *la glairine*.

On trouve auprès de cette station des débris de constructions romaines qui attestent son ancienneté; ce n'est cependant qu'au commencement du XVe siècle que la source a été de nouveau signalée. Le siècle suivant, un établissement fut érigé. Yverdon a été tour à tour très-suivi, puis délaissé; mais, depuis quelques années, une société s'y est constituée pour l'exploitation des eaux; elle a fait de grandes améliorations et la cure se pratique aujourd'hui à cette station dans des conditions très- convenables.

A diverses époques, de nombreux savants, chimistes ou médecins, se sont occupés de l'analyse et des propriétés thérapeuthiques des eaux d'Yverdon; leur efficacité a été constatée contre les dermatoses, les affections rhumatismales arthritiques, et on leur accorde généralement une action stimulante.

———

Nous aurions à parler encore de plusieurs stations thermales de la Suisse, possédant diverses qualités;

mais notre but n'a point été de faire ici une description générale de tous les établissements : nous avons voulu, nous l'avons dit, nous borner à indiquer les stations principales ; nos indications doivent suffire pour faire connaître les lieux vers lesquels pourront se diriger, suivant leur état particulier, les personnes qui veulent rétablir l'ordre dans leur santé.

Nous citerons cependant encore quelques sources disséminées dans les diverses parties de la Suisse, plus ou moins suivies aujourd'hui, et auxquelles se rattachent parfois des souvenirs historiques.

Belle-rive, dans le Jura Bernois, connue des Romains, célèbre après les croisades, par le traitement des lépreux.

Lostorff, source muriatique, située près d'Olten, dans le Jura de Soleure ; au XVe siècle l'établissement avait le privilège d'être *lieu de refuge* ; l'action de la justice ne pouvait s'exercer au-delà de la gouttière de l'établissement.

Stachelberg, à une altitude de 664 mètres, dans la partie supérieure du Linththale, pendant longtemps n'a été fréquenté que par les habitants du canton de Glaris ; il existe depuis 1860 un Curhaus où les bains sont administrés sous toutes les formes.

Niederarnen, canton de Glaris, près du lac de

Zurich, aujourd'hui presque abandonné, eut une grande réputation, pendant la guerre des Grisons; à cette station se rendaient tous les malades qui ne pouvaient aborder ni Pfeffers ni Fidéris, dont les chemins étaient interceptés.

Schwarzscebad, dans le canton de Fribourg, à 1065 mètres d'altitude, a une source sulfatée calcique près de laquelle fut construit, il y a un siècle environ, un bâtiment qui fut précipité dans le Schwarzsee par un tremblement de terre. Il possède aujourd'hui un établissement où s'administrent les bains.

Schimbrig, dans le canton de Lucerne, à 1425 mètres d'altitude, possède plusieurs sources; la principale est sulfatée sodique. Sa réputation ne s'étend pas au loin, mais les habitants des cantons voisins vont faire leur cure à cet établissement.

St-Cergues, sur la route de Nyon à Besançon, a une source qui a porté le nom de *bonne-fontaine* et près de laquelle se rendaient aux XVe et XVIe siècles, les lépreux, les galleux, les gens porteurs d'ulcères; on attribuait alors une grande puissance à cette eau très-froide, très-limpide et d'un goût astringent. Comment se sont évanouies ces propriétés qu'on disait si grandes? Etaient-elles uniquement dans l'imagination des malades, cela est douteux;

n'est-il pas permis de supposer que pour *St-Cergues*, comme pour plusieurs autres eaux minérales, le régime et la minéralisation ont été changés par ces révolutions intimes du globe dont le secret reste impénétrable.

Rigi-Kaltbad et Rigi-Scheidek, stations situées, la première à 1441 mètres d'altitude, la seconde à 1648^m, possédent des sources ferrugineuses dont l'eau sert de complément aux cures d'air et à celle de petit-lait qu'on y pratique.

Rauheptingen, dans le canton de Bâle-Campagne, à 568 m. d'altitude, a une source sulfureuse dont on fait usage depuis deux siècles.

Au *Val Sinestra*, dans la haute Engadine, entre Sins et Remüs (le *Ramuosch* des Romains), on a signalé des sources arsenicales et ferrugineuses.

Augstbord, dans la vallée de Nicolaï, canton de Glaris. La source portait jadis le nom de *fontaine d'or*. On ne se contentait pas de boire de l'eau sur place, mais chacun en emportait soigneusement à son domicile pour faire des ablutions.

La liste serait longue des Eaux merveilleuses dont la mode ou la superstition se sont emparées à diverses époques; nous avons mentionné les faits légendaires ou historiques qui pouvaient offrir quelque intérêt; mais notre pensée dominante a été de rester, autant que possible, sur le terrain médical et de rendre utile à consulter le résumé de nos études sur les stations thermales de la Suisse.

———

Quelle que soit la station où l'on veuille se rendre, partout aujourd'hui l'accès est facile ; chemins de fer, bâteaux à vapeur, routes fédérales, cantonales, communales, tout est organisé et entretenu admirablement : chaque jour encore, de nouvelles voies sont créées ; des ponts, des viaducs, des chemins de fer aériens sont jetés avec une hardiesse qui n'est égalée que par la solidité et la sûreté de l'exécution ; les distances se trouvent ainsi abrégées, la fatigue du voyage presque nulle. Tous les services publics sont l'objet d'une surveillance si bien entendue qu'on n'entend plus parler, en Suisse, de ces accidents de voyage qui effrayaient autrefois les esprits, accidents devenus si fréquents, au contraire, sur les parcours des autres pays d'Europe.

Rien n'arrête, dans ses conceptions, ce peuple armé d'une volonté ferme, d'un esprit entreprenant, habitué à lutter contre les obstacles de la nature, mais recourant, avant tout, aux lumières de la science, pour y trouver la bonne direction de ses forces.

Le séjour aux stations que nous avons décrites,

outre les ressources sanitaires qu'on y trouve, offre tous les perfectionnements de la vie sociale. Le service de la poste se fait jusque dans les moindres hameaux avec une régularité parfaite; le réseau télégraphique a des mailles de plus en plus serrées, qui mettent ce précieux mode de communication à la portée et à la disposition de tous; ajoutons que la nourriture, le comfort des logements ne laissent rien à désirer; ce qui ne peut pas se dire, on le sait, à l'égard de tant d'autres stations de l'Allemagne.

LES CURES DE PETIT-LAIT.

La Suisse est incontestablement la terre classique des cures de petit-lait : la médication lactée ou séro-lactée se trouve inscrite dans les ouvrages d'Hippocrate, de Galien, de Pline, de Boerhaave, de Frédéric Hoffmann, des plus grands maîtres de tous les temps ; mais la cure dont nous voulons parler est spécialement celle qui, depuis plus d'un siècle, fonctionne en Suisse ; d'où elle s'est étendue, il est vrai, en beaucoup d'autres contrées, particulièrement dans le Tyrol et en Styrie.

C'est au canton d'Appenzell, *à Gais*, qu'on attribue l'honneur d'avoir institué, en 1749, ce mode de traitement ; la réputation de cette station ne s'est pas démentie, mais son voisinage a bientôt pratiqué la même méthode. Ainsi, Heinrichbad, Weissbad,

Gonten situés dans des conditions de climat à peu près semblables, reçoivent, chaque année, un grand nombre de malades: on a évalué à 500 kilogrammes, la quantité de petit-lait consommé, par jour, dans l'Appenzell.

D'autres stations sont établies sur les bords du lac de Constance, à Rorschach et à Horn, elles sont alimentées par le petit-lait de l'Appenzell.

Interlaken a acquis une célébrité très-grande, et la fréquentation de son établissement s'accroît sans cesse.

Engelbert, Dottenwyl, Weissenstein et un grand nombre d'autres localités, fréquentées pour d'autres cures, offrent également les cures de petit-lait, ainsi que nous avons eu occasion de le mentionner en parlant des diverses stations sanitaires.

Le lait qui sert à la préparation qui nous occupe peut être de provenances diverses; parfois on se sert de lait de vache ou de brebis, mais généralement c'est le lait de chèvre qu'on emploie. Ces chèvres, qui broutent dans les montagnes et cherchent de préférence les plantes aromatiques, fournissent le lait qui est apporté, chaque matin, à la station de la cure, à dos d'hommes, dans des boîtes en bois, en forme de hottes.

Tout le lait, réuni dans l'établissement, est soumis

dans les cuisines ou laboratoires aux opérations suivantes :

Le lait est porté d'abord, dans des chaudrons de cuivre étamé, à une température de 40 à 50° cent., on ajoute alors la quantité voulue de présure, dissoute dans une petite quantité d'eau : le lait se caille presque immédiatement; la partie coagulée enlevée, on porte la température presque à l'ébullition, puis on verse une petite quantité d'eau froide qui fait rassembler én flocons ce qui pouvait rester à coaguler; on filtre le petit-lait ainsi obtenu et il est immédiatement propre à la consommation. C'est ainsi que l'on procède, notamment à Interlaken; nous avons indiqué la méthode suivie là, parce qu'elle nous paraît la meilleure; elle peut partout être avantageusemnt imitée, pour la fabrication du petit-lait. Dans plusieurs localités, la seconde opération de coagulation du lait se fait, non plus avec l'eau froide, mais avec du petit-lait aigre, conservé au chaud pendant plusieurs jours; bien qu'on n'en verse qu'une petite quantité, il y a danger de faire passer à l'état acide le petit-lait qui doit servir à la cure; nous ferons la même observation à l'égard de l'emploi de l'acide tartrique.

Cette cure est très-simple : le petit-lait est habituellement pris à jeun, à la dose de 150 à 200 grammes en une fois. Cette dose est répétée deux, trois et même quatre fois, à quart d'heure d'intervalle, et on prend ainsi de 300 à 800 grammes dans la matinée ; le déjeuner doit avoir lieu une heure après la dernière dose. Inutile de dire que des modifications sont apportées, suivant les cas particuliers, aux doses et aux heures d'administration de cette substánce tout à la fois alimentaire et médicamenteuse ; on interdit, pendant la cure, les fruits crus, la fraise exceptée, le fromage et le beurre. La durée de la cure de petit-lait est, en moyenne, de cinq à six semaines ; quelques personnes la continuent pendant tout l'été. La prudence recommande d'éviter les longues excursions, celles qui exposent à des fatigues, à des transpirations abondantes ou à des refroidissements. Fort souvent on combine la boisson du petit-lait avec celle d'eaux minérales diverses, suivant les indications ; les eaux ferrugineuses sont les plus employeés. Le petit-lait a été prescrit aussi sous la forme balnéaire, chez des femmes affectées de névropathisme ; on convient généralement aujourd'hui que ses propriétés, sous cette forme, ne diffèrent pas essentiellement de celles qui appartiennent à des bains émollients ; d'ailleurs peu de stations seraient en mesure de fournir la quantité nécessaire pour une balnéothérapie étendue.

Ce qui se pratique le plus généralement c'est la combinaison de cette cure avec l'emploi de bains d'eaux minérales, quelquefois de bains aromatiques. ou résineux.

Il faut distinguer les cures de petit-lait, suivant qu'elles constituent une cure principale, ou seulement auxiliaire : il est rare aussi qu'elle ne soit pas précédée ou suivie d'une cure d'eau minérale : dans les affections rebelles, compliquées, ces cures successives ou simultanées offrent de précieuses ressources.

Ce n'est point ici le lieu d'exposer, ni de discuter les théories sur le mode intime d'action physiologique ou thérapeutique du petit-lait sur l'économie; il suffit de dire qu'on s'accorde à le considérer comme altérant et analeptique; son usage est bien indiqué contre certaines polysarcies; indépendamment des nfluences générales qu'elle exerce, son action se fait particulièrement sentir sur les organes de la région sous-diaphragmatique. Les engorgements viscéraux de l'abdomen, les états hémorrhoïdaires, les embarras de la veine-porte, ceux des voies urinaires, sont combattus avec avantage par les cures de petit-lait; on voit s'opérer fréquemment pendant le traitement d'abondantes évacuations bilieuses. Sauf des cas particuliers, il importe cependant de modérer l'effet laxatif, et d'éviter la débilitation des malades.

23.

Une propriété spécifique attribuée, par divers auteurs, aux cures de petit-lait, est de combattre la phthisie pulmonaire; les médecins qui exercent dans les stations que nous avons visitées nous ont dit avoir observé des améliorations notables chez certains sujets affectés de maladies des voies respiratoires; mais la tuberculisation avancée ne leur a pas paru se modifier avantageusement par cette médication. Nous répétons ici ce que nous avons dit, en parlant des cures d'eaux minérales : l'influence du climat aide puissamment les cures de petit-lait, et c'est ainsi que les stations de la Suisse offrent des conditions plus favorables que plusieurs autres contrées où l'on suit les mêmes traitements.

LES CURES DE RAISIN.

Des analogies très-grandes existent entre les cures de raisin et celles de petit-lait, spécialement par la nature du sucre que contiennent l'un et l'autre de ces produits. On ne doit cependant pas considérer ces deux genres de cures comme identiques, tant s'en faut ; toutes deux peuvent se combiner avec les cures d'eaux minérales, mais celle de raisin ne se pratique avec avantage qu'une quinzaine de jours après les cures d'eaux. La cure de raisin constitue, très souvent, un complément de cette dernière, c'est pourquoi on lui a donné le nom de *Nach-Kur*.

Le raisin agit, en certains cas, comme une sorte d'eau minérale, particulièrement dans des diarrhées rebelles, les troubles digestifs qui se rattachent à cette affection, et dans la pléthore abdominale. Nous n'énumérerons pas les indications si multiples de la cure de raisin, elle conduit à peu près aux mêmes résultats que la cure du petit-lait, en agissant soit comme aliment soit comme reconstituant. Le régime alimentaire à suivre pendant cette cure est le même que pour la cure du petit-lait; il est des médecins qui restreignent les aliments de plus en plus et seraient disposés à prescrire le raisin à tous les repas; ce régime trop exclusif est loin de convenir à tous. Généralement le raisin est mangé d'abord à jeun, autant que possible au milieu des vignes, où on le cueille encore couvert de la rosée du matin.

La dose consommée dans la journée s'élève progressivement d'un demi kilo à trois et même quatre kilos; cette dernière quantité est rarement dépassée.

Les localités de la Suisse où se font les cures de raisin sont situées sur les bords du lac de Genève, dans cette contrée dont nous avons indiqué l'heureux climat.

Les côtaux plantés de vignes de Veytaux, Montreux, Aigle et particulièrement Vevey, fournissent d'excellents raisins; c'est là en effet que pendant toute la saison où ce fruit est en maturité, et dès les premiers jours du mois d'août, se rendent les curistes ; leur séjour se prolonge même après les vendanges et à une époque avancée de l'automne. Plusieurs passent ensuite l'hiver dans ces stations.

Interlaken a aussi ses cures de raisin, qu'il envoie chercher vers le midi de la Suisse ; mais devançant l'époque de la maturité des raisins du pays, cette station n'hésite pas à faire venir du midi de la France cette primeur, qu'elle offre à ses hôtes comme des produits de la Suisse.

Nous avons tenu à signaler, au point de vue sanitaire, les ressources importantes et variées que renferme la Suisse, et c'est ainsi que nous avons été conduit à donner à la suite de nos études médicales et sociales sur ce pays, le résumé d'un travail plus complet et spécial, que nous publierons prochainement, et qui pourra servir de *guide sanitaire* aux médecins et aux malades.

D'autres études que les nôtres ont été faites sur la Suisse ; elles traitent de sujets, sinon plus graves, intéressant peut-être un plus grand nombre de lecteurs, et abordant des questions d'ordres différents. Nous avons voulu, nous aussi, dans la mesure de nos forces et en reconnaissance des enseignements que nous avons puisés dans le pays, témoigner pour notre part, que si la Suisse est un petit pays, elle est une grande nation.

TABLE DES MATIÈRES.

PAGES.

Bruxelles. — Imprimerie A. MERTENS, rue de l'Escalier, 22.